T0303579

Antonio Galindo

Las mentiras del sexo

Claves para una sexualidad
sin tabúes ni culpas

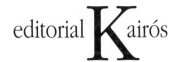

editorial Kairós

© Antonio Galindo, 2008
© Edición en castellano:
2009 by Editorial Kairós, S.A.

Editorial Kairós S.A.
Numancia 117-121, 08029 Barcelona, España
www.editorialkairos.com

Nirvana Libros S.A. de C.V.
3ª Cerrada de Minas 501-8, CP 01280 México, D.F.
www.nirvanalibros.com.mx

ISBN: 978-84-7245-703-4
Depósito legal: B-22.133/2009

Fotocomposición: Pacmer, S.A. Alcolea, 106-108, 1.º, 08014 Barcelona
Tipografía: Times, cuerpo 11, interlineado 12,8
Impresión y encuadernación: Romanyà-Valls. Verdaguer, 1. 08786 Capellades

A quienes han vivido el sexo con dificultad
para convertirlo en fuente de conexión.
A quienes transforman la sombra en luz
porque la traspasan.
A quienes son y
a quienes aún no son quienes son.

Si sacáis lo que está dentro de vosotros,
lo que está dentro os salvará.

Pero si no sacáis lo que tenéis dentro de vosotros,
lo que tenéis dentro os destruirá.

(atribuido al evangelio apócrifo* de Tomás)

---

* No reconocido por la ortodoxia católica.

SUMARIO

PRÓLOGO

Este libro trata de que la sexualidad se puede vivir de mil maneras, basándome en mi experiencia como hombre, psicólogo y terapeuta. Y no hablo de una sino de muchas maneras de vivir el sexo. De ahí que diré que existen tantas formas de sexualidad como seres humanos hay.

En los casos, situaciones y experiencias que iré exponiendo verás que puedo mezclar tanto el sexo entre hombre y mujer como entre una mujer y dos hombres, dos hombres entre sí o dos mujeres, es decir, hablo de seres humanos independientemente de lo que eligen como parejas sexuales o de lo que dicen sus genitales que son. Porque creo que el sexo, ante todo, está en la cabeza. Está regido por nuestras percepciones, creencias, valoraciones e interpretaciones, si bien todo eso que tenemos en la cabeza se relaciona profundamente con un modelo social y cultural determinado. De ahí que nos puedan llamar la atención las formas de vivir la sexualidad que son diferentes a la nuestra.

En el tema del sexo suele ocurrir que las cosas que otros hacen –pero nosotros no hacemos– nos sorprenden: nos llama la atención quien no hace lo que la mayoría hace, lo vemos como diferente. Quien está con más de una pareja sexual, quien no está con nadie, quien le gusta el sadomasoquismo, quien está con alguien más mayor o menor que él o ella... En cuestiones de opciones sexuales solemos percibir lo diferente o, dicho de otra forma, lo que es distinto a lo que esperamos no nos deja indiferentes, sino que nos produce emociones diversas ¿Por qué? Pues, aunque lo explicaré, avanzo que tiene que ver con que tenemos un falso concepto de normalidad, es decir, en cuestiones de sexualidad no hay nada normal porque todo es diferente. Lo que ocurre es que nuestra sociedad y nuestra moral de fondo le llama normal sólo a una parte de la realidad.

Así pues, hablaré de todo tipo de alternativas sexuales que quizás puedan llegar a parecerte que no existen. E incluso verás que puedes sentirte incómodo o sofocado (como alguien me dijo al leerlas) con muchas de las cosas que planteo. Pero la idea no es que creas todo lo que digo, sino que observes mis reflexiones para confrontarlas con lo que tú piensas.

En algunos casos parecerá que los temas que expongo son de minorías o de grupos aislados. Tal vez sean grupos aislados –que no lo creo– aquéllos a los que les gusta el fetichismo, o tienen más de una pareja sexual a la vez, o entablan relaciones tanto con hombres como con mujeres; pero estos grupos de personas también son seres humanos y forman parte de la realidad. Por eso hablaré de ellos tanto como de quienes sólo tienen una pareja sexual, sólo les gustan las personas del sexo opuesto o sólo utilizan el coito como práctica sexual.

Intentaré ilustrar que todas las elecciones son válidas a efectos sexuales en tanto que lo que se hace responda a la propia escala de valores. Y que cada escala de valores es un mundo aparte. Aunque la mayoría de personas camine con dos piernas y suba a los autobuses mediante escalones hay recursos especiales en las calles y servicios públicos para la minoría que representan los minusválidos. Pero en cambio, en relación con las minorías sexuales –que luego resulta que de puertas para dentro no son tan minoría–, no se hacen esfuerzos remarcables para conseguir su integración social. El hecho de que a sólo unos pocos les gusten ciertas cosas (o eso es lo que parece, porque de hecho hay mucha más vida sexual) no es una excusa para que no integremos en nuestra sociedad las manifestaciones de quienes tienen conductas sexuales diferentes.

Por eso este libro habla de integración sexual no sólo en la sociedad, sino también dentro de nosotros mismos. Se explica que los llamados problemas sexuales suelen ser una consecuencia de compararnos todo el rato con lo que consideramos que tiene que ser normal, cuando sexualmente lo normal es lo que uno quiere.

Por eso te animaré constantemente a que tomes tus decisiones y te hagas responsable de lo que sientes y piensas para actuar en consecuencia contigo mismo. No plantearé soluciones concretas, sino que abriré alternativas para que seas tú quien elija. Y aunque en cada capítulo habrá una serie de conclusiones, las decisiones corren de tu cuenta.

EL AUTOR
www.asesoresemocionales.com

INTRODUCCIÓN

Hace tiempo recibí en mi correo electrónico un mail que, en vísperas de escribir este libro, daba informaciones curiosas –exageradas algunas, pero no lejos de la realidad otras– sobre los beneficios del sexo. Casi parecía que el mail venía a concluir que el sexo es la mejor medicina para la mayor parte de problemas físicos y emocionales de las personas. Había informaciones del tipo:

- Se puede determinar si una persona es o no activa sexualmente por el aspecto de su piel.
- El sexo es un tratamiento de belleza. Pruebas científicas han comprobado que cuando la mujer tiene relaciones produce gran cantidad de estrógeno, lo que vuelve el pelo brillante y suave.
- Hacer el amor suave y relajadamente reduce las posibilidades de sufrir dermatitis, espinillas y acné. El sudor producido durante la actividad sexual limpia los poros y hace brillar tu piel.
- Hacer el amor quema todas esas calorías que acumulaste en esa cena romántica.
- El sexo es uno de los deportes más seguros. Fortalece y tonifica casi todos los músculos del cuerpo. Es más agradable que nadar quinientos metros en una piscina.
- El sexo es una cura instantánea para la depresión. Al liberar endorfinas en el flujo sanguíneo, crea un estado de euforia y proporciona una sensación de bienestar.

Y estereotipos tales como:

- Mientras más sexo tengas más posibilidades tienes de tener más.
- Un cuerpo activo sexualmente contiene mayor cantidad de feromonas. ¡Este sutil aroma excita al sexo opuesto!
- El sexo es el tranquilizante más seguro del mundo. Es diez veces más efectivo que el Valium.
- Los besos ayudan a la saliva a limpiar los dientes y disminuyen la cantidad de ácido que causa el debilitamiento del esmalte.
- El sexo alivia los dolores de cabeza. Cada vez que haces el amor consigues disminuir la tensión de las venas del cerebro.
- Hacer mucho el amor puede despejar una congestión nasal. El sexo es un antihistamínico natural. Ayuda a combatir el asma y las alergias de primavera.

Más allá de lo caricaturesco de estas ideas, lo importante para mí es que estas creencias sobre el sexo, que a veces lo sobredimensionan y otras lo menosprecian, empiezan a perfilar una de las ideas que quiero compartir: el sexo es aquello que queremos que sea, y que no son los genitales sino la mente y el corazón los que rigen nuestra sexualidad. Propondré que, más que problemas sexuales –que también–, existen problemas de represión o de falta de aceptación. Y que más vale aprender a situar los temas en su sitio si no queremos sucumbir ante el uso que socialmente se hace de lo que es o no correcto sexualmente hablando, ya que, en el fondo, la sexualidad es un ámbito estrictamente personal, y que compararnos con los demás para identificar si somos o no normales por el tipo de sexualidad que mantenemos, es una trampa mortal.

La sexualidad es como la personalidad o el carácter, única e intransferible. Mi tesis es que no existe en sí nada correcto o incorrecto en ella, salvo cuando no somos conscientes de que podemos hacer daño a otros o no somos congruentes con lo que sentimos sobre nosotros mismos. Pero, aun así, en este libro no encontrarás fórmulas para moralizar sobre los actos sexuales, cuáles son "buenos" o "malos". El ámbito de mi reflexión será el experiencial, es decir, que veamos cuáles son las experiencias sexuales que nos permitimos o nos reprimimos. Y que, tras los llamados "problemas sexuales", lo que creo que existen son enormes faltas de experiencia o de claridad con nosotros mismos. Por lo tanto, mi objetivo último es comprendernos mejor y sentir si actuamos bajo la libre elección o bajo creencias sociales –que no son propias– de cualquier tipo (de la cultura, los padres, los amigos o los programas de televisión).

Como psicólogo, he atendido infinidad de casos donde la sexualidad era la punta del iceberg de otras cuestiones internas, y he tratado problemas emocionales que tarde o temprano implicaban el sexo como carencia, exceso o pretexto. Asimismo me he dado cuenta de que en el sexo, como en la vida afectiva y de relaciones, el denominador común suele ser la mentira más que la verdad. Por una serie de mecanismos psicológicos y culturales que iré revelando, la verdad en temas sexuales se presupone, pero se impone la falta de claridad, la ambigüedad, lo confuso antes que la sinceridad y la verdad. La verdad no es para mí un absoluto, sino la verdad personal que normalmente viene disfrazada de emociones: quien te gusta te gusta (pero si estoy en pareja lo niego), si tu pareja te hace algo y te duele, a lo mejor lo disimulas o embelleces cuando, en el fondo, estás realmente enojado por ello; si sientes atracción sexual por algo que la sociedad censura (el sadismo, por ejemplo), no te lo permites o lo vives de manera privada y con altas dosis de culpabilidad... Y todas estas situaciones no excluyen que haya seres humanos que vivan su sexualidad de manera gozosa, abierta y transparente.

Mentira quiere decir muchas cosas. Quiere decir que digo una cosa, pero quiero otras: digo que me gustas, cuando lo que quiero es tu dinero; digo que busco sexo, cuando lo que deseo es que me quieran; digo que quiero quedar contigo, pero no estoy dispuesto a moverme de mi sitio si no eres tú quien viene a verme; digo que quiero una pareja exclusiva, cuando lo que deseo es ser el centro de las miradas de varias personas a la vez...

No censuro la mentira. Lo que censuro es la censura sobre la mentira, que la neguemos cuando la hay. Lo que quiero señalar es que la mentira no reconocida nos convierte en manipuladores: manipular quiere decir hacernos creer a nosotros una cosa cuando nuestro objetivo es otro. Y manipular es hacer creer al otro que estamos en una relación sexual (de pareja o no) con un objetivo que a lo mejor ni nosotros mismos nos lo creemos: Por ejemplo: «Estoy contigo porque me siento mayor, no es que me encantes, pero ya no voy a encontrar a nadie mejor que me quiera».

Digo, por lo tanto, que las trampas y engaños son los mejores detectores de nuestros verdaderos deseos. Que no es malo observar que nuestra mente y nuestro corazón tienden a ocultar lo que verdaderamente quieren. Y que sólo a través de darnos cuenta de cómo en realidad funcionamos en el sexo y en nuestras relaciones, podremos avanzar en las oportunidades que el sexo y la vida nos ofrecen. Es decir, mi método de investigación en estas páginas será el de traspasar las sombras del sexo para vislumbrar la luz y aprovechar la expansión sexual como excusa para crecer y ser. De ahí que me centre –como forma de argumentar los temas– en las dificultades y las carencias de quienes son protagonistas de los múltiples casos que voy exponiendo.[1]

---

1. Los casos que expongo son reales, fruto de mi experiencia terapéutica, con personas individuales, en pareja o en familias, y también de experiencias propias y de las de seres humanos allegados que me han confiado sus más íntimos problemas y expectativas.

Cuando elaboremos nuestras propias experiencias y sintamos que hacemos lo que es congruente con nosotros mismos,
entonces podremos empezar a hablar de libre elección. Sólo entonces. Y este principio es aplicable –más allá de la sexualidad– a cualquier dimensión del ser humano. Pero, mientras
tanto, tenemos un largo camino que recorrer hasta aprender que:

- Cuando me comparo con otros, me meto sin darme cuenta
en experiencias sexuales de las que no sé salir. O en las que
no quiero entrar por mucho que las desee.
- Cuando creo que hay algo correcto o incorrecto en mis deseos sexuales, estoy buscando mi claridad fuera de mí mismo, necesitando que sean los demás quienes me aprueben
o me acepten.
- Que corremos un enorme peligro cuando delegamos nuestra sexualidad en los demás y no la hacemos propia.

La solución que propondré en este sentido es el camino de
la progresiva autoaceptación, para así aumentar nuestra conciencia y nuestra autonomía en la vivencia del sexo. O lo que
es lo mismo, no necesitamos depender de los demás para saber lo que es sexualmente afín a nosotros. El lugar de los demás es el de compartir con ellos lo que sentimos, pero no el de
pedirles permiso para ser y actuar como somos.

La sexualidad nos enfrenta con la más absoluta ignorancia
sobre lo que somos. Es más, el tema es que no sabemos que,
por encima de todo, somos. Nuestra cultura y sociedad no preguntan quién eres sino que tienden a formular más bien qué
eres. Y si preguntan quién eres, es para situarte en la zona de
peligro de lo que representas como amenaza.

Parto de la siguiente base: decir que soy un psicólogo y un
hombre y dar algunos detalles más de identidad que pueda sobre mí no responde a la pregunta de quién soy. Esos detalles

sólo describen lo que hago y cómo me comporto profesional-
mente, y se pueden intuir mis gustos y tendencias en base a
esos detalles. Pero esos datos no revelan una cosa que deno-
minaré el Ser.[2]

El Ser es lo que realmente se esconde tras mis títulos profesionales, mi sexo biológico, mis relaciones afectivas o ser hijo
de quien soy. Una manera de acercarme a Ser es reconocer lo
que hay dentro de mí que me hace sentir que lo que voy viviendo tiene que ver conmigo. Y ello lo sé a través de mis elecciones, gustos, aspiraciones, deseos, atracciones, relaciones,
experiencias, valores propios... Ser es el punto de unión de mi
aceptación en todos los ámbitos de la vida. Ser es la conciencia de decidir con responsabilidad y elegir en consecuencia.
Ser es estar presente en lo que vivo. Ser es hacer coincidir lo
que pienso con lo que hago. Hay muchas metáforas sobre Ser.

Y precisamente el sexo suele ser una de las experiencias
que más se usan como identificación de lo que soy: soy heterosexual u homosexual; cuando hago lo que quiero sexualmente, me siento que soy yo; si no lo hago, no lo soy tanto; el
sexo me hace sentir lo que otras experiencias no son capaces
de darme..., o el sexo no me da nada. Pero eso tampoco es Ser,
aunque es una manifestación más que puedo aprovechar para
llegar a ello.

Si, en realidad, sólo tenemos una pequeña idea de quiénes
somos..., entonces no es de extrañar que el sexo genere tantos
estragos, placeres, dolores y temas como genera. Si no sabemos quiénes somos, ¿cómo vamos a saber lo que de verdad
nos gusta sexualmente o cómo hacemos el amor?, ¿cómo vamos a pedirlo?, ¿cómo vamos a permitírnoslo?, ¿cómo vamos

---

2. La psicología transpersonal ha desarrollado este concepto. Véase a autores como
    Wilber, Marquier, De Mello, Tolle... y las tradiciones orientales que recogen la
    esencia de que no somos los roles que representamos, ni nuestros pensamientos,
    ni nuestras emociones. Por encima de todo, somos.

a comunicarnos sexualmente con otras personas de una manera franca y abierta?

Como iré sugiriendo, el sexo consciente y libre es puro movimiento. Pero nuestra cultura estatiza el sexo: lo cuadricula, lo denomina, lo necesita clasificar, lo necesita ubicar en un espacio y tiempo determinado (sexualidad en pareja, sin pareja, desviaciones, lo que está bien, lo que no, lo que sobra, lo que falta...). Cuando resulta que, en último término, el desequilibrio[3] es la base de la vida. ¿Y quién se traga ahora que la vida es pura inestabilidad, que sin movimiento no hay vida...?[4] cuando a lo que asistimos social y financieramente es a un contexto en el que se nos vende la seguridad, el control y la estabilidad como valores deseables y se propone invisiblemente que ser maduros es ser estables y evolucionados?

Pero la evolución es precisamente lo contrario: permanente cambio. Si hay algo permanente en esta vida, es el cambio. Y aquí el sexo es el maestro de los maestros: el sexo nos une al descontrol percibido, se expresa en el código del sentir y no del pensar (aunque hay gente que lo piensa y les funciona). En nuestra cultura parece que plantear temas sexuales es una invitación a salir de los límites que dan la aparente seguridad de las latas en conserva en las que algunas personas nos hemos convertido. Y a la que le pedimos al sexo conservación, éste se desborda de mil maneras: en formas de amantes, de necesidad de más experiencia, de más riesgo, de más personas, de más energía, de más vida, de más, de más... Porque para muchas personas sólo el sexo es la señal de conexión con la vida o al menos depositan en él su máximo nivel de expresión y sensibili-

---

3. O el equilibrio dinámico, en permanente transformación, como proponen algunas teorías sobre física.
4. Propongo la lectura de Chödron (2002) como una excelente recopilación de ideas sobre la inestabilidad e inseguridad como esencia de la vida y revisar a clásicos como Watts (1994).

dad. Eso sucede porque no saben que la vida profesional o social también puede expandirse –como el sexo–, y viven sus trabajos de manera aburrida y sometida. Y las relaciones familiares con tedio y rutina.

Éstas son, por lo tanto, las coordenadas de las que partiré (ser sexuales como una manera de crecimiento personal) y el espíritu que me acompaña es el de cuestionar cada aspecto de nuestra visión de la sexualidad para favorecer la expansión de quienes así lo crean. O la censura de quienes así lo elijan.

1. POR QUÉ LA SEXUALIDAD ES UN TEMA QUE NOS PREOCUPA

Toca abajo
Más abajo
¡Sigue!
¡Más!
¡Sí!
¡Aah!
¡Ooh!
¡Síí!
¡Mmm... sigue!
¡Asiiií!
¡Ooh, ya!
¡Fuerte!
¡Ya llegoooo!
Mmmmmmm
¡La hooostia!

¿Qué tenemos en la cabeza cuando hablamos de sexualidad? ¿Son la excitación sexual y el orgasmo los ejemplos más estereotípicos de la imagen mental que tenemos de sexualidad? Cuando hablamos de relaciones sexuales, ¿nos imaginamos solos o acompañados? ¿Qué es el sexo para nosotros, para ti, para mí? ¿Lo que haces con los genitales? Si los genitales no intervienen, por ejemplo, cuando tocas a una persona, ¿llamas a eso sexualidad? ¿Dónde sitúas el límite entre lo que consideras sexual y lo que no lo es?

He querido empezar este capítulo con lo que considero un símbolo personal de mi imagen mental sobre la sexualidad, la excitación genital con orgasmo incluido.[1] Y te animo a que encuentres tu propia imagen mental de lo que son tus impresiones y símbolos sexualmente hablando. Creo que son tremendamente personales y subjetivos, si bien hay aspectos culturales que son dignos de mención: en nuestra cultura el sexo es un tema que nos preocupa, al igual que el dinero, la pareja o la salud. Y por ello le dedicamos tiempo y espacio. Veamos.

Piensa en la respiración... O en el acto diario de abrir y cerrar los ojos. ¿Hablas con tus amigos de los problemas de respiración, de cómo respira ésta o aquella persona? ¿Dedicas tiempo a comentar con tus familiares cómo parpadeas o cuál es el modo de deglutir los alimentos dentro de tu estómago? Creo que no, que sería absurdo emplear tiempo en hablar de todo eso. Pero en lo que respecta al dinero, a la pareja o al sexo podemos pasarnos horas hablando de ello. Lo cual creo que tiene sus explicaciones.

Dicen las estadísticas que el sexo es uno de los negocios mundiales que más movimiento acarrea tras las armas, las medicinas y la muerte. Que en Internet es, junto a dinero, de las palabras más solicitadas en los buscadores. Que de los chistes al uso más del 60 % hacen alusión a temas sexuales. Que gran parte del ocio se dedica a sexo. Y que el sexo es causa de emociones mil: envidias, celos, rabia, impotencia, frustración o decepción. E incluso parece que se ha sobrevalorado. ¿Hay algo más presente que el sexo en la vida? Sí, la falta de sexo.

---

1. Entiendo por orgasmo el punto álgido y culminación del placer sexual, que varía entre hombres y mujeres en su manifestación: en hombres equivale a eyaculación y en mujeres puede variar: desde convulsiones pélvicas, máxima secreción vaginal u otros. Aunque creo que pueden existir otras acepciones de orgasmo.

Porque cuando algo falta, precisamente se convierte en un tema. Y esto es lo que hace que, de algo que forma parte intrínseca de la vida, hagamos algo excepcional que no lo es.

Mi hipótesis es que el sexo es un tema que nos preocupa porque no lo hemos vivido como una parte más de la vida, sino que lo hemos separado, relegado a un lugar más bien prohibido. Lo hemos escondido o incluso apartado de la vida, tratándolo a veces con cierta vergüenza o incomodidad; es como si, cuando tenemos una herida en un dedo, nos lo cortásemos para que no se vea la sangre, creyendo que así se puede eliminar la herida. Pero el hecho de haberlo relegado a un lugar escondido nunca significó que dejara de existir, sino todo lo contrario. Existe una ley psicológica que funciona más o menos así: te atas a aquello que evitas u ocultas.

¿Te has preguntado alguna vez por qué –y hasta hace muy poco– en los colegios no había un asignatura que se llamara sexualidad? Hemos estudiado matemáticas, lengua, sociedad, ciencias, algo de educación física y nada de relaciones entre personas, maneras de ser feliz, desarrollo personal o sexual. Tampoco en las familias se han abordado estos temas con naturalidad y espontaneidad. ¿Le has preguntado alguna vez a tu madre o a tu hijo qué le gusta en la cama, si disfruta con la felación o si ha probado la penetración anal?

Entiendo que menos aún habrás preguntado a ningún padre de un amigo con cuántas mujeres ha tenido relaciones sexuales o si, siendo aparentemente una persona heterosexual, ha probado el sexo con hombres. ¿Te imaginas la cara que pondrían? En cambio, nos parece lo más normal del mundo preguntarle cuántos coches ha tenido o tiene, o si ha probado correr a doscientos kilómetros por hora.

En los libros de texto que estudian los niños en las escuelas, al tratar la vida de los animales se suele decir que los seres vivos nacen, se reproducen y mueren. Se habla de reproducción, sí, pero de manera no sexualizada: en las páginas de estos libros hemos podido ver fotos de animales naciendo, pero raramente de animales copulando; el sexo, al igual que la muerte, no se suele tratar con claridad. De ahí que quizás el sexo y la muerte en los animales represente cierto tabú, sencillamente porque primero lo es en los humanos. ¿Cómo es posible que partes fundamentales de la vida –el sexo y la muerte– no se enseñen a los niños en las escuelas?

No tenemos ningún inconveniente al hablar del tiempo, de la guerra de Irak o de lo que nos gusta comer. De unas cosas se habla con naturalidad, de otras no. Fíjate entonces: el sexo es un tema que no es público, que se relega a la intimidad (y a veces ni siquiera eso), es un tabú, un ámbito en el que las personas no se suelen sentir libres de decir, comentar o compartir lo que sienten y desean. Y en cambio es algo que nos pertenece, que llevamos puesto. Puedo ser el hombre más pobre de la tierra por la razón de que no tengo dinero, pero el sexo lo llevo encima, es mío, me pertenece. Nadie me lo puede arrebatar. Se pueden robar el dinero o las posesiones externas. Pero nadie me puede robar el sexo. El sexo es mío, va conmigo; pero en cambio su uso y disfrute –y menos aún el hablar con libertad de ello– son aún algo extraño e incluso obsceno.[2] Tener dinero es algo externo, pero la sexualidad está con nosotros, no tenemos que comprar nada para tener pene o vagina,[3] aunque seamos pobres tenemos genitales. ¿Por qué entonces, de algo que nos pertenece y que es nuestro, hacemos un tema aparte, un tema que no abordamos, pero del que no podemos desprendernos?

Podemos hablar impunemente de las guerras –que para mí serían cosas más obscenas que el sexo–, de los muertos de

2. Según el diccionario, es lo que resulta ofensivo al pudor o a la moral establecida.
3. Bueno, todo tiene su excepción, como lo es el caso de la cirugía voluntaria del pene o de la vagina.

hambre en el mundo, de las catástrofes, pero entrar en temas sexuales con la misma naturalidad y frescura con la que tratamos estos temas puede considerarse incómodo. Hemos asociado lo sexual a lo obsceno, como si lo que tiene que ver con nuestros genitales, con el deseo sexual de otras personas, con el uso del placer físico, fuese algo indigno, malo o perverso; cuando no hay nada perverso en ninguna de nuestras manifestaciones como seres humanos.

Hagamos un experimento: lee las frases que aparecen a continuación de la siguiente manera: primero una frase de la columna izquierda y luego su correlativa de la derecha. ¿Cómo te hacen sentir? ¿Tienes reacciones diferentes ante ellas?

Me gusta tocarme un dedo	Me gusta tocarme los genitales
Me gusta el helado de fresa	Me gustan las tetas grandes
Disfruto paseando	Disfruto chupando el pene de mi chico

En todas las frases estamos hablando de cosas que hacemos o de gustos, pero parece que abordar los gustos que no hacen referencia a lo sexual y hacer referencia a ciertas partes del cuerpo o al sexo conllevan dos percepciones diferentes. Y son diferentes en cuanto a nuestras reacciones y cómo nos hacen sentir el decir o escuchar este tipo de declaraciones ¿Por qué no hablamos con el mismo tono emocional de ambas cosas? Tanto en unos casos como en otros estamos sencillamente describiendo lo que hay, lo que sentimos o lo que nos gusta, ¿dónde está entonces la diferencia? En nuestros juicios o en nuestras dificultades o no para hablar con la misma claridad

de un tema u otro. Parece que hablar de los gustos sexuales
–y más aún en un espacio público– es incómodo, raro, extraño, malsonante o incluso provocador según quién tengamos
delante.

¿Por qué hablar de tocarse un dedo no genera ninguna reacción, pero hablar de tocarse los genitales sí puede provocarla?
¿Qué me dices de la diferencia entre «Me gusta el helado de
fresa» y «Disfruto chupando el pene de mi chico»? ¿Dices ambas cosas con la misma libertad, o más bien, en lo que respecta a la segunda, eliges dónde y cómo decir algo así, o incluso
ni te permites reconocerlo? O puede que expresar que te encanta masturbarte por la mañana te cause rubor y te avergüen-
ce reconocerlo ante ti mismo o los demás.

¿Por qué una rodilla no es un tema de conversación y los
senos, la vagina o el pene sí lo son? ¿Qué tienen los genitales
que no tiene la rodilla? ¿Hay algo malo en el pene, que lo haga
más indigno que un brazo, cuando ambos son parte del cuerpo? ¿Lo explica el hecho de que la rodilla está más abajo que
los genitales? No, porque los pies aún están más abajo y no
son un tema de preocupación como lo puede ser el culo. ¿Es
cuestión de estar más arriba o más abajo?

Claro que no. Las razones por las que el sexo es un tema diferente al de la rodilla son diversas, además de apasionantes,
y tienen que ver con nuestra historia, nuestra educación, la cultura y la moral en la que vivimos, además de con las creencias
que tenemos sobre cada cosa. Y también es importante el propio concepto de lo que creemos que es la familia, el uso del sexo
fuera o dentro de ella y lo que consideramos prohibido o permitido.

Cuando no queremos hablar de sexo, el sexo se convierte en un tema inquietante

–Papá, ¿te gusta mamá?
–Claro hijo, la quiero mucho.
–Me refiero a si te atrae sexualmente.
–¡Qué cosas dices, claro!, ¿cómo no me va a gustar...?
–¿Y disfrutas con ella en la cama?
–Bueno..., ¿a qué viene este interrogatorio?
–Me preguntaba si deseabas a mamá, eso es todo.
–Pues es mi esposa, ¿cómo no la voy a desear?
–Vale, perdona...

Cuando hablamos de sexo con naturalidad, el sexo se convierte en un tema más de conversación

–Papá, ¿te gusta mamá?
–Sí, es un tipo de mujer que me gusta.
–¿Te atrae sexualmente?
–Antes más que ahora.
–¿Y disfrutas con ella en la cama?
–Ha habido períodos que no, pero ahora me lo paso bien.
–¿La deseas?
–Sí, aunque me he dado cuenta de que también deseo a otras personas.
–Bien, a mí me pasa lo mismo...

¿TIENE EDAD LA SEXUALIDAD?

Observemos las siguientes situaciones:

Situación 1

Una madre vino asustada a mi consulta diciendo que su hijo de dos años había tenido una erección, que si era normal, que estaba muy preocupada porque no sabía si eso era signo de perversión sexual.

Análisis de la situación

Lo que no sabía la madre es que lo que no era normal era su visión de las cosas, que veía anormalidad en su hijo cuando la propia vivencia de la sexualidad es un proceso natural, evolutivo y símbolo de desarrollo. Posiblemente dado que ella no tenía una vivencia natural de su sexualidad pensó que la excitación de su hijo era algo enfermizo. Pero el problema no estaba en la erección de su hijo, sino en la mente ignorante de la madre.

Situación 2

Una profesora de 65 años conoce en un congreso a otro profesor de 35 años con el que comparte un equipo de trabajo en un debate. Tras tres días de intercambio siente que desea sexualmente a quien es más joven que ella, pero considera que debe alejarse de él porque la relación sería imposible debido a la diferencia de edad.

Análisis de la situación

Para ti ¿esta profesora es una *vieja verde*[4]? ¿Por qué ha de abandonar la posible vivencia de que se siente atraída por alguien más joven que ella? La propia mujer tiene en la cabeza un esquema de normalidad que le hace sentirse culpable de lo que desea cuando es cierto que lo desea. ¿Están reñidos el sexo con la edad cuando ambas personas son adultas? Lo peor que podría pasar es que ella le exprese a él que lo desea y que él le diga que no es mutua la atracción. Pero el problema es que nuevamente aparece el tema de la supuesta normalidad ante la vivencia del deseo sexual.

> Moraleja: en cuestiones de sexo *lo normal* no explica nada.

Siguiendo los casos anteriores, con la idea de querer ser normales los padres pueden entrar en contradicción con el proceso natural y evolutivo de la propia sexualidad de sus hijos. Y puede parecer que las personas mayores entonces no pueden sentir deseos sexuales libremente, salvo con gente de su edad o, si no, deben prescindir del sexo.

Por lo tanto, otro aspecto asociado a que la sexualidad es un tema comprometido es el de la edad. Igual que no dudamos que los niños respiren cuando son niños o que tengan hambre porque están vivos, ni dudamos que los ancianos –aunque sean personas mayores– siguen usando sus pulmones para inspirar el aire y tienen hambre como cuando eran niños, ¿por qué dudamos –o incluso negamos– que los niños o las personas mayores tengan sexo? Socialmente, la sexualidad parece haberse relegado a una edad determinada: ¿entre los 18 y

---

4. Más adelante se explica esta expresión.

los 50 años quizás? A quien tiene sexo más allá de los 60 los libros y manuales de psicología le dedican poco espacio. Incluso –como he indicado antes– tenemos expresiones con connotaciones negativas sobre los viejos verdes, aquellos señores (porque hablar de viejas verdes es más extraño, ¿no?)[5] que van con chicas más jóvenes que ellos, o aquella expresión que dice «Se te ha pasado el arroz», como si hubiese un determinado momento para usar el sexo. Y ello no quita que la sexualidad en personas mayores pueda expresarse sin recurso a la genitalidad, sino de forma más global o sensitiva.

Una explicación de por qué se dan estas situaciones es el hecho de asociar exclusivamente sexo a tener hijos (a la reproducción), por lo que, como ni los niños ni los ancianos pueden reproducirse, el sexo tiene que ser algo extraño en ellos. Pero esto es sólo una cuestión de creencias, cosas que las personas dan como bueno o malo en un momento histórico, pero que no tienen por qué ser así.

O dicho de otra manera, creo que la base de estas situaciones que hacen que la sexualidad sea un tema aparte se halla en estereotipos y prejuicios que se explican desde factores culturales, económicos y sociales.

Propondré unas ideas que espero que sirvan para el debate y la confrontación personal. No tenemos por qué estar de acuerdo con lo que sigue, pero lo planteo para que cada persona elabore su propia teoría al respecto.

---

5. Desde mi punto de vista este dato apoya el enorme sexismo de nuestra cultura que establece estereotipos en el uso sexual de hombres y mujeres, y vemos más habitual lo que el hombre se permite vivir, pero no tanto lo que se permite la mujer.

Lo que es sexo y lo que no lo es

En cuestiones de sexo, la percepción subjetiva es el criterio preponderante de discriminación. ¿Has pensado que la palabra *sexo* invita a introducirnos sin darnos cuenta en un ámbito prácticamente inconsciente que, ahora que lo digo, es casi imposible de definir? Sencillamente sucede que la percepción se dispara... como si entrase en un espacio indefinido o innombrado, pero no porque sea innombrado deja de estar ahí.

Propongo que *sexo* es un ámbito, un espacio, una dimensión mental, de sensaciones físicas y/o emocionales en el que se entra –o no se entra– a través de las palabras, la visión, el tacto, el oído, el gusto o el olfato... Los cinco sentidos nos pueden disparar la entrada en esa dimensión sentida –pero casi desconocida– a veces más allá de nuestro control, pero tremendamente vívida y reconocida a nivel inconsciente. Cualquier estímulo de la vida puede hacernos entrar en la vivencia de aquello que para nosotros es sexo o no lo es. Y a lo mejor la vivencia de muchas personas es la ausencia de sensaciones al respecto.

Un olor de perfume, el gusto de un alimento que te recuerda la boca de alguien a quien has besado, el tacto de una sábana que te hace sentir placer...

Cada cual le llama *sexo* a lo que se desencadena en él de una manera consciente o inconsciente, casi sin darse cuenta a veces. Hay personas que responden que "el sexo soy yo", pero otros sienten que "el sexo está aparte" o es una parte de la vida. Hay seres humanos que lo conciben como algo integrado y otros como algo separado. En definitiva, sexo es lo que tú decides y sientes que es. Y tú puedes investigar cómo se expresa y surge dentro de ti.

¿Se puede decir que dentro de ti existe ese espacio que evoca sensaciones sexuales y que esas sensaciones empiezan en un punto determinado? ¿Empieza y acaba, o siempre está ahí? ¿Cómo te das cuenta de que eres sexual? ¿Lo eres o no lo eres? Hay personas para las cuales todo es sexo y otras para quienes nada lo es. ¿Cuál es tu situación?

Sugiero que existe una especie de umbral interior (para lo que iré dando datos para facilitar una investigación personal) que dirime, en un momento dado, en una situación dada, lo que para cada uno es sexo o no lo es.

¿En dónde vemos o sentimos el sexo?, ¿dónde está tu percepción del sexo? ¿En la excitación sexual?, ¿en el placer?, ¿en todo el cuerpo o en algunas partes concretas?, ¿en el punto en el que se acaba el daño o empieza el daño?, ¿en el momento en que te desinhibes y todo fluye dentro de ti?, ¿en una obligación a la que responder en función de quién tienes delante? ¿Es un espacio permanente o a veces lo que en un momento es sexo en otro diferente ya no lo es? ¿Dónde comienza para ti lo que percibes y empiezas a llamar sexo? ¿Qué situaciones o circunstancias –cosas que ves o sientes– se acoplan para ti a lo que en tu manera de ver se trata de sexo?

Unos pueden ver sexo estrictamente en la penetración o el sexo anal, o en hacer una orgía o hacer el amor con su pareja; otros, en el modo de caminar de un hombre o una mujer que les gusta físicamente, en el contoneo de un cuerpo, en la simple visión de las nalgas de una mujer mientras pasea por la calle o en los genitales de un hombre apretados en el pantalón. Otros pueden ver sexo en cada manifestación de la vida, en una boca con labios carnosos, o en la gota de agua que destila de esos labios después de beber. Otros pueden sentir que entran en su dimensión sexual cuando están cerca de una persona que les recuerda a un amante que hace tiempo que no ven. Para otros el sexo puede ser una manera de compadecerse de un ser humano o el único modo de relacionarse. Hay quienes sólo se vinculan a través del sexo y aquéllos que lo último que harían es ver sexo cuando de personas se trata. Y dicen de santa Teresa de Jesús que entraba en éxtasis con Cristo... ¿Era eso sexo?

El ámbito del sexo es libre, personal e intransferible. No guarda lógica objetiva alguna, si bien está sometido a las historias personales y los condicionamientos culturales. Pero aunque un grupo de personas que pertenecen al mismo grupo social y cultural hayan sido educadas en las mismas pautas de comportamiento, las vivencias y sensaciones con relación al sexo son tremendamente diferentes. Y eso no excluye que las mismas cosas puedan hacernos sentir o vivir lo mismo a muchas personas.

Pero si llegamos a ejercer la libre elección y emprendemos un camino de investigación personal sobre nuestra sexualidad, podremos comprobar que nuestras maneras de vivir y sentir el sexo a veces responden a patrones ajenos a nuestra voluntad, que somos presas de automatismos y dinámicas casi involuntarios... Que estamos prácticamente programados para responder de manera inconsciente a lo que se suele considerar un símbolo sexual en general, sin haber accedido a la oportunidad de vivir el sexo que realmente queremos para nosotros. Imagina que nunca te hubiesen contado nada acerca de prácticas sexuales ni hubieses visto películas o revistas eróticas o pornográficas, ni hubieses visto a nadie practicando sexo, ¿cómo expresarías tu sexualidad sin comparaciones ni clichés anteriores?

Existe además una perspectiva evolutiva en la percepción del sexo: para un adolescente el sexo suele tener connotaciones estrictamente asociadas a las prácticas sexuales relacionadas con los genitales (masturbación, felación y, sobre todo, penetración), mientras que en edades adultas –si se han vivido etapas genitales–[6] tenemos más probabilidad de que el sexo se

---

6. Y no digo que la vivencia de los adultos sea mejor a la de los adolescentes, sino que existe una perspectiva evolutiva en la percepción del sexo.

viva como algo más global o dimensional; más allá de las prácticas sexuales que involucran genitales hay personas que buscan la sensualidad en gestos, caricias, tacto, reconocimiento del otro, miradas, si bien estos datos no dejan de ser generalidades que a lo mejor sientes que no te representan.

EL PROPIO UMBRAL INCONSCIENTE DEL SEXO

A través de los sentidos puedes tener pautas específicas para reconocer tus entradas y salidas del espacio que estamos denominando sexo. ¿De qué color es el sexo cuando surge como sensación, idea, intuición o expresión en ti?

¿Te evoca sexualmente alguna de la siguientes situaciones?

- *Los sonidos del sexo*: tus propios gemidos, los jadeos de una persona anónima, los de tu pareja sexual, sentir al vecino cuando hace el amor, cuando te hablan al oído, que te seduzcan con voz baja, cuando escuchas una canción de amor...
- *Los gustos del sexo*: el sabor del chocolate, de una boca que ya has besado antes, la de tu pareja actual, el sabor a tabaco en la boca de quien compartes sexo, de la última copa, del helado de fresa...
- *El tacto del sexo*: los pezones tuyos o de otros, los dedos, el cuello, la lengua, los besos superficiales o profundos, los pies, los genitales, las caricias, las manos en cualquier parte o mejor sin manos... La felación, la penetración, la masturbación, el roce de la piel...
- *El olor del sexo*: las axilas, el perfume, alguien recién duchado o alguien sudoroso tras una carrera, el olor a café, el olor a tabaco de pipa, el olor a gasolina o el olor a limpio...
- *La visión del sexo*: un gesto de alguien, una camiseta ajustada marcando el pecho de una mujer o de un hombre, mi-

rar profundamente a los ojos mientras haces el amor, dos animales que copulan, entrar en una tienda de lencería, ver el escaparate de una tienda de moda, el *top less*, el desnudo en el arte: los cuadros de Botticelli, una película erótica o pornográfica...

¿Es sexo lo que ves? ¿Es sexo lo que tú haces con tu cuerpo? ¿Es sexo lo que hacen los demás cuando tú lo ves? Y cuando no lo ves, ¿sigue teniendo valor de sexo para ti en tu cabeza? ¿Es sexo para ti lo que hace un exhibicionista o –según tus propios criterios– eso entra ya en la mala educación? ¿Es sexo la paz o la energía universal? ¿Podemos hacer el amor con el universo y a ello lo podemos denominar sexo? ¿Dónde está tu umbral? ¿Dónde empiezas y acabas en cuestiones de sexo? ¿Dónde empiezas y acabas tú? ¿Acabas en algún momento o quizás nunca empezaste?

2. LO QUE HAY DETRÁS DE QUE EL SEXO SEA UN TEMA APARTE

Quiero proponer en este capítulo dos razones básicas de por qué la sexualidad es un tema que no se trata con la misma naturalidad que otros temas en nuestra cultura. Estas razones son: primero, el origen de las familias, en las que el fin básico del sexo ha sido culturalmente el de la reproducción, y segundo, lo que llamaré de manera general la represión sexual. Y sugiero por lo tanto que la consideración social del sexo que tenemos (la distinción entre cosas permitidas y cosas prohibidas) es sólo una de las alternativas posibles. Así pues, todas las posibilidades son reales –y no las juzgo como buenas o malas–; es decir, todas las posibilidades existen, se dan. Cualquier manifestación sexual es en sí posible. Para hablar de lo normal o anormal de unas determinadas prácticas sexuales, hace falta entenderlas en el contexto en el que se producen y referirlas al propósito al que sirven. Veamos:

> Estar desnudos en un espacio público es una práctica normal en algunas tribus de África o Nueva Zelanda,[1] pero en las calles de las ciudades de España, México o Estados Unidos se considera anormal. ➤

1. Lévi-Strauss (1975).

➤ En algunas tribus[2] el cuñado puede relacionarse sexualmente con la esposa de su hermano cuando éste no está. En nuestra cultura llamaríamos a eso "ponerle los cuernos" y sería anormal y hasta una traición.

En países árabes existe como pauta cultural admitida la poligamia (un hombre puede tener varias mujeres), pero no en nuestra cultura.

No entro en este momento a debatir lo justo o injusto de las prácticas sexuales. Eso queda de tu cuenta. Creo que tales prácticas responden a un propósito, aunque parezca mentira. Y, lejos de justificar las prácticas, planteo que hemos de entender que todo lo que hemos creado sirve (justamente o no) para algo, y que la utilidad de ese algo la alimentamos todos con nuestro consentimiento. Creo que existe un principio de la motivación humana básico y primordial: cualquier persona tiene una razón para hacer lo que hace, si no, haría otra cosa.[3] Y la consecuencia de este planteamiento a nivel cultural sería la siguiente:

Cualquier práctica (sexual o no) responde a un objetivo. Cuando el objetivo ya no tiene sentido, deja de existir la práctica.

Prácticas que hace tiempo tenían vigencia ya no la tienen (menos mal). Lo increíble es que aún nos extrañemos de que seamos machistas o racistas, cuando todavía existen objetivos ocultos en muchas de nuestras prácticas. Y además las prácticas evolucionan, nunca permanecen. Por ejemplo:

2. *Ídem.*
3. Véase en Galindo (2003) el capítulo sobre motivación.

Práctica	Propósito posible que la mantenía
Hasta el siglo XIX las mujeres no votaban ⟶	Mantener la división del trabajo entre hombres y mujeres para garantizar control y éxito económico.
Pena de muerte ⟶	Eliminar seres humanos que daban ejemplos que rompían el orden social establecido.

Los propósitos o los objetivos tienen que ver con el desarrollo de creencias. Así pues, los grupos desarrollan creencias compartidas que a veces pueden ser justas o no para todos. Pero ahí están, son creencias. Y las creencias se pueden cambiar. Ésta es la buena noticia. Responden a un período determinado y un contexto cultural determinado, pero no te obligan a nada, salvo que tú quieras responder al mismo propósito al que sirven.

Una creencia muy compartida en la sociedad afgana es el uso del *burka*. Otro ejemplo significativo lo tenemos en la Europa del siglo XIX con el veto del voto a las mujeres. El cambio de esta creencia vino cuando un grupo de personas de la misma cultura empezó a pensar que el propósito podía ser diferente y que el control económico se podía compartir entre hombres y mujeres, y los movimientos feministas empezaron a hablar de que las creencias eran injustas y beneficiaban sólo a una parte de la realidad: los hombres. Y sobre el tema de la pena de muerte probablemente algunas personas comenzaron a cuestionar su propósito: se empezó a creer que todos los seres humanos tenían derecho a la vida (no entro a juzgarlo) o que el orden social se rompía independientemente de que se matara o no a personas que se consideraban asesinos. Y lo que inicialmente creían sólo unos cuantos se fue extendiendo hasta producir el cambio de la costumbre cultural. Ese tipo de cambio masivo de costumbres se convierte más tarde en cambio social. Es evidente pues que, con la experiencia, una creencia que da lugar a pautas de comportamiento puede cambiarse e ir creando nuevos comportamientos.

Todo lo que hacemos con nuestra sexualidad –y en general con la vida– responde a creencias, ya sean propias, de los demás o de la cultura en la que vivimos. De tal modo que, cuando a alguna persona de un determinado grupo se le ocurre practicar algo en lo que no cree el resto de personas de ese grupo, a esta persona o grupo se les mira inicialmente como diferentes e incluso como anormales y se convierten en un punto de mira.

¿Qué es aquello a lo que llamamos lo normal?

Un invento transitorio (en tanto que evoluciona históricamente) y que sirve para provocar la unión de un grupo de personas frente a otro grupo de personas que no creen lo mismo.[4]

Puedes creer sin lugar a dudas lo que tu sociedad piensa (amigos, familia, grupos de influencia), pero ésa no es la única alternativa. Si no compartes esas creencias, estarás ejerciendo un acto de libre elección. Por ejemplo, ante la debatida creencia de si se pueden o no casar personas homosexuales entre sí, ¿cuál es tu creencia? Observa si socialmente la creencia sirve a un propósito y verás cómo, en el fondo, toda polémica humana tiene siempre una explicación que afecta a lo económico, lo cultural o lo moral. Y estos factores son cambiantes y relativos. No fue igual en todas las épocas.

4. En antropología y en psicología social, es la dinámica que se crea entre lo que se llama endogrupo y exogrupo.

Propongo que nuestra sexualidad es la que es porque *se basa en un sistema de familias* (que sería diferente, por ejemplo, a grupos de personas todas ellas juntas sin tener por qué compartir lazos de sangre) que mantiene como normales la monogamia[5] y la heterosexualidad.[6] O sea, la condición para que esta creencia se siga manteniendo es que exista la unión –legitimada socialmente– de una pareja fiel y compuesta exclusivamente por un hombre y una mujer. Lo que explica que todo lo que es diferente de este modelo se perciba como "menos normal". Y que se perciba "menos normal" no significa que sea anormal, sino que es diferente. Pero es un fenómeno psicosocial que lo diferente suele verse con recelo y desconfianza inicialmente.

Este convencionalismo (invento) de lo normal (que se gestó en años de historia) ha estado en permanente cambio, pero puede considerarse aún que quienes viven una sexualidad no monogámica ni heterosexual no siguen el sistema, es decir, son diferentes por contraste con lo que se considera "normal" y ello debido al enorme peso que sigue teniendo ser monogámico y heterosexual en nuestra cultura. Veamos de dónde procede este fenómeno.

¿CÓMO SURGEN LAS FAMILIAS?

Aunque hay diferencias en el uso del sexo según las diferentes culturas, los antropólogos –véase una relación de escritos en Velasco (1995) y Harris (1986)– coinciden en asociar el uso

---

5. Del griego *mónos* (uno) y *gamos* (matrimonio). Es un tipo de relación amorosa y sexual exclusiva entre dos personas, las que mantienen un vínculo matrimonial o de unión libre por un período de tiempo o durante toda la vida.
6. Relación afectiva y/o sexual entre dos personas de diferente sexo, un hombre y una mujer.

del sexo *al interno de las familias* (y no al externo de ellas) como principal lugar de manifestación y vinculándolo básicamente con la necesidad de la reproducción.[7] La familia es el mínimo grupo de relación que parece encontrarse en prácticamente todas las culturas y se configura como núcleo básico de unidad social. ¿Quiere eso decir que no hay –en las diferentes culturas– manifestaciones sexuales más allá de lo que es el fin de la reproducción para hacer crecer las familias? Sí las hay, y de hecho existen ritos de iniciación en algunas culturas, encuentros sexuales fuera de las parejas oficiales, etc., que muestran que el sexo tiene muchas manifestaciones. Pero llamo la atención sobre lo siguiente: la sexualidad utilizada para la reproducción se encuentra en el origen de la formación de las familias como grupo social básico con la función de convertirse en unidades de producción. Y además la familia es un hecho evolutivo, no el único modo de asociación entre personas, que responde a unos objetivos como ya he argumentado en el epígrafe anterior. Los propósitos iniciales de las familias fueron crecer en población y servir de unidad económica.

Con el fin del nomadismo y el inicio del sedentarismo –y el consiguiente hecho de empezar a cultivar la tierra (medios de producción)– se fue creando la necesidad de tener más personas (mano de obra) que pudiesen colaborar en las tareas de siembra, riego, recolección, etc. ¿Y qué mejor alternativa de colaboración que la extensión de la propia familia a través de un vínculo determinado, el sanguíneo o el parentesco (Beattie 1986, Lévi-Strauss 1991, Schenider [1971] en Dumont, 1975)?[8] Así

---

7.   Cuando según el propio Harris (1995, pág. 195) «la selección natural nunca dotó al moderno *sapiens* de una pulsión o apetito reproductores [...], ésta se limitó a dotarnos de una pulsión y un apetito sexuales fortísimos...».

8.   Hasta que no surgieron oficialmente las adopciones la referencia biológica era la que determinaba la condición del parentesco, bien por consanguinidad (el hecho de haber nacido de una persona) o por la afinidad (el hecho de estar emparentado

pues, nuestro modelo sexual se asocia indefectiblemente al progresivo surgimiento de la propiedad privada y las familias como sistema básico de producción. Y una conclusión más radical de este planteamiento extrapolada a nuestros días sería que hacemos el amor o tenemos sexo según lo marca nuestro sistema de consumo y de propiedad privada.

Por lo tanto es importante entender que lo que hoy conocemos como familias tiene su origen en una conveniencia evolutiva de la especie humana, y ello no quiere decir que el uso básico del sexo haya de ser la reproducción, sino que sólo hay indicios claros de que la reproducción, originariamente, fue una razón poderosa. No nos extrañe, por lo tanto, cómo esta creencia y este propósito siguen vigentes en nuestras cabezas y son la causa de algunos problemas que tienen la sexualidad como trasfondo:

- Chicas que se quedan embarazadas sin tener una pareja reconocida pueden seguir siendo un problema. Y pueden sufrir traumas, angustia o trastornos emocionales.
- Muchas personas piensan que hacer el amor fuera de la pareja se considera una traición entre quienes forman la propia pareja (otras personas, en cambio, no lo piensan).
- Muchos están solos deseando tener una familia.
- Vivir solo (sin ser cura o monja) puede tener la connotación social (falsa, pero existente) de que se pueda ser homosexual o un bicho raro (y para muchas personas ambas cosas pueden pertenecer al mismo saco de lo "anormal").

Sí, hemos evolucionado algo en cuanto a las formas de unirnos: ahora ya no es un problema –o al menos no lo es tan-

---

con alguien a través del matrimonio). Véase también un clásico entre los autores emblemáticos como Lewis Henry Morgan y su teoría de la sociedad primitiva y los sistemas de consanguinidad.

to como antes– vivir en pareja sin estar oficialmente casados. Pero las creencias y los propósitos siguen ahí. Las familias continúan siendo centro de vinculación y de referencia social. Y fuera de ellas, las personas que inventan otros modos
de relación no familiares (que viven en grupos, o también
los solteros) son percibidas en muchos casos como extrava-
gantes.

Muchos de nosotros seguimos manteniendo como modelo
ideal (cultural y económico) el de la familia unida por lazos de
sangre. Y eso es algo que va más allá de nuestra conciencia,
por ejemplo:

- Algunos solteros quieren tener pareja, pero si no la consiguen pueden sentirse incompletos por ello e incluso perder
  el sentido de la vida.
- El fin último de la vida añorada por muchas personas parece que sea tener pareja para tener felices relaciones sexuales dentro de ese vínculo que es privado.
- Hay mujeres y hombres solteros que buscan formar familias a través de la adopción de niños.
- Otros buscan pareja para no estar solos.
- Las reivindicaciones de legitimidad social (homosexuales,
  madres solteras...) denotan la voluntad de formar familias
  como argumento para conseguir lo que quieren.

Mi hipótesis es que en algunos casos se puede estar buscando la pertenencia a una pareja o a una familia a toda costa y
luego, bien puede causarnos hastío –si no existe el amor– o bien
angustia cuando no se acaba de conseguir el modelo ideal. Da
la sensación de que en este tema manda un automatismo inconsciente –que se explica a través de las creencias monolí-
ticas que hemos descrito– más que un acto libre de voluntad y
de deseo.

Conclusión: la familia, antes de ser una realidad (que también lo es), es un deseo que tenemos incorporado en nuestra mente para el que estamos programados. A veces se vive con ilusión, pero otras con desesperación al no conseguirla.

La idea de la familia la llevamos en nuestras creencias más profundas, es el esquema mental de base de muchos de nosotros y que sigue vigente en nuestra estructura social y cultural. Pero, insisto, sólo es una alternativa de agrupación social. No la única. Y ello no invalida que haya familias que se sientan orgullosas de serlo y que sean felices.

A este respecto es importante destacar el sufrimiento que suelen causar en muchas personas los procesos de *idealización*. Idealización es el choque entre una idea y la propia realidad. Es decir, como mi empeño es que mi felicidad consiste en conseguir tener una familia, una pareja, un coche, una casa, un trabajo estable... – en definitiva un cliché que me han contado que es lo que tengo que conseguir para sentirme realizado–, pero la realidad es que no tengo todas esas cosas o no las consigo a pesar de mis intentos, entonces me creo que estoy condenado (una nueva creencia) a no sentirme realizado, a ser infeliz y a pasarme las horas y los días en el anhelo permanente de lograr algo que, en apariencia, está fuera de mi alcance. Este estado se denomina emocionalmente frustración.

La frustración es una de las emociones más generadoras de negocio: a más creación de frustración (ideales más elevados que no alcanzaré), más intentos de conseguir esos ideales, de emplear tiempo y dinero –si es necesario– para lograr satisfacerlos. Y eso me conecta con una rueda o círculo vicioso de deseos, frustración y nuevos anhelos que jamás llegan a colmarse.

Ésta es precisamente la dinámica interna de los problemas de ansiedad y de angustia de muchos trastornos emocionales: la de creer que la realización personal está fuera de mi alcance porque, en el fondo, he condicionado –sin darme cuenta– mi bienestar emocional al logro de objetos externos, en cosas que está bien que pueda aspirar a conseguir, pero si no lo consigo, vienen a visitarme el sufrimiento, el autodesprecio y la depresión personal, la sensación de falta de valía personal y, en el peor de los casos, la autodestruccción.

¿Qué ocurre, entonces, con quienes no encajan en este modelo ideal y no se adaptan al patrón que socialmente parece mayoritario? ¿Están condenados a ser marginados o a estar desesperados cuando intentan formar parejas y familias y no lo consiguen? ¿No tienen validez sus vidas? Claro que la tienen, sólo que se enfrentan a un choque con la cultura, nada más (y nada menos). Mi propuesta, por lo tanto, es la de que encontremos el propio equilibrio más allá de ese modelo ideal que la sociedad, la cultura, la religión o la moral al uso proponen. La alternativa está en nosotros mismos. Y ello sin perder dos nortes:

- Uno: que la cultura tiene unas condiciones determinadas que facilitan la integración en ella. Y que podemos elegirlas o no: la no integración es una alternativa también.
- Dos: no tener pareja ni familia no tiene por qué significar estar al margen de las normas sociales, sino sencillamente no encajar en un estereotipo.

¿EXISTEN LAS RELACIONES SEXUALES ENTRE LOS MIEMBROS DE LAS FAMILIAS?

Las relaciones amorosas y sexuales entre hermanos, padres e hijos u otros parientes son una realidad que tendemos a negar moralmente, pero existen incluso versiones de relaciones entre adultos con menores de edad en algunos países con propósitos bien diferentes a los que nosotros consideramos y que tienen carácter de enseñanza o iniciación.

Los antropólogos sitúan el origen de las familias en lo que se conoce como la prohibición del incesto (relaciones sexuales entre miembros de una misma familia). Según Harris (1995), ya en los grupos humanos de cazadores-recolectores el impedimento de las uniones dentro del mismo grupo se hace para expandirse en épocas de sequía, inundaciones o cambios climáticos y para evitar el peligro de extinción de ese grupo. Las familias, por lo tanto, viven y se extienden a causa de que las madres y los padres no tienen relaciones sexuales con los hijos propios con el fin de procrear, sino con personas de otras familias y grupos consiguiendo así subsistir y expandirse.

¿Te imaginas a tu madre teniendo un hijo con tu hermano mayor? Serías el tío de la criatura por parte de hermano y el hermano por parte de madre. O sea, tendrías un sobrino-hermano y acabaríamos de inventar un nuevo sistema de parentesco. Y aunque parezca extraño el hecho de que el incesto se prohíba en nuestras sociedades, ello no quiere decir que no se produzca. Existe y más frecuentemente de lo que pensamos. Hay casos –en los que a veces son relaciones de dependencia y que no se viven con bienestar– en los que los padres o madres (quizás ellas menos estadísticamente hablando) tienen relaciones con los hijos o hijas. Y aquí el objetivo no es la procreación. También hay casos de hermanos que tienen a otros hermanos como parejas sexuales. Y no estoy hablando de incesto forzado o de violaciones a menores de edad –que también existen, pero no son el caso ahora–, sino de relaciones consentidas y deseadas por ambas partes entre adultos conscientes. Por lo tanto, que esté socialmente prohibido no implica que no exista. Y negarlo sería cerrar los ojos a la realidad. Existen casos de hermanos o primos que tienen su primera experiencia sexual juntos.

Estas experiencias no tienen por qué significar siempre traumas posteriores o problemas en las vivencias sexuales de la adultez, salvo en los casos en que haya existido la violencia o se haya hecho daño a un menor.

Las relaciones sexuales entre hermanos pueden ser la primera experiencia sexual

Una chica, en consulta, cuenta cómo mantuvo relaciones sexuales entre los 10 y los 12 años con su hermano gemelo:

Nos encontrábamos en el cuarto de nuestros padres cuando ellos no estaban. Juanjo imitaba a papá. Primero me abrazaba fuertemente. Luego, poco a poco, me desnudaba hasta que yo, como instintivamente, le ofrecía mi boca, que él besaba torpemente. En un momento dado, yo me escapaba y decía que tenía que acabar los deberes.

Muchos antropólogos han descrito el uso y recurso del incesto en antiguas comunidades y tribus con fines diversos. Y de manera menos evidente pero real también en nuestra época esta reminiscencia –prohibida en nuestro contexto– se ha reflejado en espacios artísticos: la literatura o el cine han abordado este tema de manera clara y abierta. Tenemos varios ejemplos en libros o películas. Antonio Gala,[9] por ejemplo, tiene una obra de teatro, cuyo título es *Samarkanda*, donde se describe el amor entre dos hermanos varones adultos que buscan parejas en sus vidas, pero que acaban descubriendo que se aman el uno al otro. Y varios directores de cine han hecho películas[10] en las que se pone de manifiesto la relación

---

9. Autor español de obras de teatro y novelas.
10. Véanse filmes como *Bonjour tristesse*, *De repente el último verano*, *El soplo en el corazón*, etc.

amorosa entre miembros de una familia. Sin entrar a juzgar estas situaciones, es importante mencionar casos en los que estas relaciones sexuales se convierten en dependencias patológicas; es decir, hay personas que mantienen relaciones sexuales –que no eligen– con familiares y lo hacen atrapados mentalmente en esquemas que repiten y no pueden abandonar.[11]

Pues bien, el hecho de que en general se prohíba el incesto en las sociedades humanas tiene un objetivo según algunos antropólogos: el de la reproducción fuera de los lazos de parentesco, a fin de crecer demográfica y económicamente y de mantener al grupo como grupo (promoción de la exogamia) (Lévi-Strauss, 1975), es decir evitar grupos cerrados (endogamia).

Por lo tanto volvemos a tener el tema sobre la mesa: la familia es una creación –podría haber habido otras– que garantiza la perpetuación de la especie (crecer en número de personas) al tiempo que es una unidad de producción, es decir, una razón para generar riqueza económica y proteger la propiedad privada.

Y con ello nuevamente nos aunamos a los planteamientos de los antropólogos (Velasco, 1995; Harris, 1986) que –como ya he propuesto anteriormente– asocian la génesis de las familias con el inicio del sedentarismo y la necesidad de que se desarrolle la agricultura una vez que existen grupos humanos que ya no se trasladan por períodos en busca de agua y comida, sino que se quedan en un mismo lugar y necesitan cultivar alimentos. Lo que hace necesario que exista mano de obra (necesidad de reproducción) para trabajar la tierra.

---

11. Es necesario distinguir entre incesto y pederastia. La segunda lleva incorporada la idea de la relación sexual entre un mayor de edad y un menor de edad y no entra en el discurso de este subcapítulo.

Resumiendo, existen dos tipos de razones en el origen de la familia: la reproductiva y la económica. O sea que, en el fondo, la familia es una razón que sirvió en los inicios para crecer demográfica y económicamente, un instrumento que la sociedad utilizó como pudo haber utilizado otro.

¿Quiere eso decir que sólo puede existir sexo para procrear y reproducirse? No, ése fue y sigue siendo un objetivo, pero no es el único, y justo por eso solemos tener una visión reducida del sexo, porque culturalmente se asocia de forma exclusiva a la fertilidad, cuando ésta es sólo una de sus posibles manifestaciones. De ahí que desconsideremos la sexualidad de los niños –que la tienen y está descrita evolutivamente– o la de los ancianos. Porque culturalmente tenemos interiorizado que el sexo sólo se practica a una determinada edad, y como ni los niños ni los ancianos –salvo algunos casos– son fértiles, entonces negamos su sexualidad. Pero aunque la neguemos –como podemos negar las prácticas incestuosas–, existen más allá de las críticas sociales, morales y religiosas.

Para mantener una visión más amplia de los hechos (y que las palabras abarquen todo tipo de realidades, aunque unas nos parezcan moralmente reprochables y otras no), propongo partir de la base de que la sexualidad sirve a muchos propósitos, aparte de la reproducción.

¿Acaso no es un propósito de la sexualidad la búsqueda de placer? Por supuesto. ¿Y no puede tener como objetivo la comunicación con los otros? También. ¿Y el amor se manifiesta a través del sexo? Evidentemente ¿Y no se manifiesta como expresión de los propios problemas psicológicos? Sí, pero éste es un ámbito de manifestación que abordaré más adelante.

El problema –y aquí viene la segunda gran explicación sobre por qué el sexo es un tema de preocupación en nuestra cultura– es que se juzgan moralmente unas u otras manifestaciones cuando en sí mismas son sólo eso, manifestaciones. Entramos entonces en los aspectos éticos de la sexualidad que tantos estragos siguen causando en las experiencias de los seres humanos, entre otras cosas haciéndonos creer que existen prácticas sexuales correctas e incorrectas, lo que no tiene ninguna comprobación científica ni valor universal. El valor está en lo que cada cual quiera darle. Por eso tu mente es tu primer órgano sexual. Tanto crees, tanto haces. Tanto juzgas como incorrecto, tanto dirás que no lo quieres, aunque te mueras de ganas de vivirlo.

La auténtica represión es la experiencial

Éstas son algunas de las inquietudes de muchas personas –no tan trasnochadas según mi experiencia clínica– que temen por su sexualidad. Intenta ver tu actitud ante ellas:

- ¿Es malo tener sexo por el simple placer de sentirlo?
- ¿Es malo para la salud de la pareja la masturbación a solas?
- ¿Tengo problemas psicológicos si, para excitarme, veo películas pornográficas?
- Me gusta que me peguen cuando tengo relaciones sexuales ¿Estoy por ello mal de la cabeza?
- Siento un enorme placer al besar el ano de mi pareja sexual, ¿es normal?
- Me encantan todas las chicas, ¿soy un mujeriego?
- Me gustan todos los chicos, ¿soy una ninfómana?
- No siento placer cuando me penetra mi pareja, ¿tengo que decírselo?
- ¿Cuántas veces puedo llegar al orgasmo sin poner en riesgo mi salud?
- Si practico el sexo en grupo, ¿pasa algo?
- ¿Es un vicio si me gustan tanto los hombres como las mujeres?

No quiero responder una a una a estas preguntas, ya que mi intención es que seas tú mismo quien lo haga sin necesidad de recurrir al criterio de otras personas. Parte de los problemas sexuales que las personas dicen tener es que se comparan y quieren sentirse bien o mal en función de si la mayoría hace lo que ellos hacen. Muy comúnmente lo que sucede es que llamamos correcto a aquello que hace la mayoría, y lo que hacen las minorías lo denominamos incorrecto, lo cual no tiene por qué ser así. En aspectos sexuales no es cuestión de mayoría ni minoría, sino de entendernos a nosotros mismos, lo cual puede ser difícil. Y la dificultad la da sencillamente la falta de costumbre.

A muchas personas les gusta tener una autoridad, alguien que les diga lo que está bien o mal, necesitan sentirse bien a partir de que alguien les diga lo que es correcto o incorrecto. De hecho, pienso que asumir la propia responsabilidad en cuanto a tomar decisiones (sexuales y en general) es una de las carencias psicológicas más profundas de los seres humanos en nuestra cultura. Es decir, que en el fondo nos encanta que nos digan lo que tenemos que pensar, sentir o hacer para evitar el riesgo de equivocarnos, y esto provoca una permanente desconexión con nosotros mismos y un alienación a veces peligrosa.

Hablemos de ti. La sexualidad es algo que te enfrenta contigo al cien por cien. Nadie vive dentro de ti, sólo tú puedes aclararte al respecto. Nadie siente lo que tú, así que es tu responsabilidad enterarte de lo que se cocina dentro de tu persona: el sexo nos lleva a sentir necesidades personales, a ponerle nombre a las mismas, a buscar mecanismos para satisfacer esas necesidades, y ello implica que has de elegir entre satisfacerlas o no: o investigas contigo mismo –obtienes la experiencia–, o puedes elegir ver cómo pasa la vida ante ti sin intervenir. El sexo implica *sacarse las propias castañas del fuego* en tanto que no hay dos personas que sexualmente sean iguales.

Pero el hecho de que las vivencias sean personales e intransferibles no quita que se puedan establecer coincidencias con alguien en un momento o en muchos momentos.

Para mí la base de la vivencia sexual es la apertura a la experiencia. Es como aprender a caminar (que hay que caerse para levantarse) o como el ejercicio físico (cuestión de entrenamiento reiterado). No hay respuestas si no actúas, si no te equivocas, si no te expones a hacerlo –con resultados buenos o malos para ti–, pero las respuestas vienen de pasar a la experimentación, a la acción.[12]

Hay personas que creen que el conocimiento sobre el sexo (saber sin experimentar) basta para sacar conclusiones y vivirlo. No niego que haya seres humanos que funcionen así, pero yo discrepo totalmente de este principio. Y no niego que carezcan de valor el conocimiento, la responsabilidad y el respeto a la libertad de elección del otro, además de la observancia de las leyes y códigos éticos existentes en las sociedades, así como el consejo de personas con más experiencia o los libros.

Pero en terreno sexual mucho me temo que sin propia experiencia no hay una integración personal del propio aprendizaje. No todo tipo de conocimiento de otras personas da experiencia personal. La sexualidad no es un saber a secas, sino un saber ser, forma parte del ámbito actitudinal de la vida. Y ese ámbito tiene un requisito: el ensayo y el error, o sea, aprender a través de sentir.

Y aquí encuentro una de las más graves consecuencias que la educación y la cultura tienen en relación con el sexo: solemos tener –en temas sexuales– falta de experiencia debido a

---

12. Y eso no significa que no haya aspectos sexuales que puedan aprenderse sin tener las propias experiencias: por ejemplo, está científicamente comprobado que el controvertido preservativo es un instrumento de prevención de enfermedades de transmisión sexual. Y no hace falta que te contagies con la hepatitis C para aprender personalmente que necesitas usar preservativo.

que educativamente se coarta, prohíbe y desaconseja experimentar con nuestro propio cuerpo y el cuerpo de los demás. Se confía aparentemente más en ese conocimiento externo (de otros) que en sacar las propias conclusiones a través de nosotros mismos. Para mí este proceso de falta de experiencia se llama represión.

Hay una corriente psicológica que se ha ido desarrollando mucho en los últimos tiempos que se denomina terapia de aceptación y compromiso (ACT) (Luciano y Hayes, 2001) y que define un tipo de trastorno que denominan así: *trastorno de evitación experiencial* (TEE). Es interesante este concepto en tanto que conecta con el discurso que estoy promoviendo: con el ánimo de no sufrir ni padecer, algunos seres humanos evitan la propia experiencia creyendo que la evitación de las experiencias negativas le salvarán del sufrimiento. Lo peor del caso es que, cuando evitamos el dolor, evitamos la fuente de información sobre nosotros mismos y probablemente se vaya generando una ilusión hedonista (tendencia a buscar el placer como motor único de acción) que en realidad lo que hace es alejarnos de la realidad. Como mantienen los autores de esta terapia, la creencia social básica es que sentir emociones negativas es algo malo y que estar bien se podría asemejar –en relación con las propias creencias de evitación– a "estar en coma". Es decir, en la medida que no siento ni padezco, mi mente concluye que está bien. Pero el bienestar emocional no es un proceso de evitación ni de anestesia de las emociones sino de involucración con los hechos, las sensaciones y las experiencias, aunque sean duras o desagradables.

Otra característica muy interesante de este trastorno es la creencia de que hay que estar muy bien preparados antes de actuar (Wilson y Luciano, 2007) y, si ello lo generalizamos al sexo, tendríamos clara evidencia de que hay personas que eligen la parálisis o la evitación de la propia experiencia sexual por represión interna. En definitiva, lo que no se valora a largo plazo es que la evitación puede incrementar el deseo y, por lo tanto, el resultado es contrario al propósito. con lo cual, en el fondo, sufrimos por dejar de vivir y hacer lo que deseamos y no por hacerlo. Interesante contradicción...

El trastorno de evitación experiencial es, desde mi punto de vista, la antesala de lo que he denominado represión, palabra que todos conocemos. Y por lo tanto planteo que socialmente se reprime, más que el sexo en sí, la propia libertad de poder conseguirlo. Al impedirse la experiencia se bloquea el desarrollo y el llegar a las propias conclusiones. Entonces las personas se autolimitan. La represión sexual se alimenta de la falta de obtener experiencias propias, lo cual quiere decir que, si no nos animamos a experimentar con nosotros mismos, no tendremos respuestas a las preguntas y así buscaremos sin cesar a un sacerdote, psicólogo, amigo mayor, padre o dios que creamos que tiene la respuesta a nuestras dudas y preguntas.

Pero a mi entender no es así. La respuesta la tienes tú, sólo que no te atreves a encontrarla. Los demás son expertos de ellos mismos, pero no de ti.

***

Tipos de actitud ante experimentar o no sexualmente

Caso 1
Lorenzo piensa todos lo días que le gustaría tener sexo con personas que no conoce para saber si quiere o no estar con una pareja fija, pero no acaba de atreverse. Siente que puede perderse si lo hace y cree que puede encontrar las respuestas a sus dudas pensando y haciendo análisis mentales sin experimentar.

Caso 2
Lidia no piensa en experimentar o no. Sencillamente lo hace. Cuando se da la ocasión, está abierta a mantener relaciones sexuales con personas que se le presentan en su vida. No se cuestiona si debe o no hacerlo.

Caso 3

Mauricio es un hombre más bien solitario. Cuando ha experimentado sexualmente se ha dado cuenta de que no es sexo lo que busca, sino conocer al otro en profundidad. Por eso primero tiende a conocer a los seres humanos y luego decide.

Observa cuál de los casos expuestos tiene más ver con tu propio estilo. Lo importante es que te identifiques con lo que tú quieres para ti y, para ello, tienes unas herramientas que son experimentar y probar con cautela, protección y conocimiento de causa. Pero tu responsabilidad es saber lo que te gusta, lo que te satisface, lo que sientes a través de tu propia experiencia, y esto no significa que no escuches a otros, sólo que la conclusión nada más puede ser tuya.

Represión quiere decir frenar, bloquear, no dejar salir. Represión sexual es un término que parte de una corriente psicológica llamada psicoanálisis y que se asocia históricamente a Freud.[13] En la época de Freud –y seguimos viviendo con ello– confluyen tradiciones sociales, religiosas y morales que han hecho del cuerpo y del sexo un lugar para no ser experimentado. Es curioso que la experimentación se use para los objetos (experimentación física, química, con animales, con alimentos, etc.), pero cuando se plantea la experimentación con el cuerpo y las relaciones sexuales, volvemos a encontrarnos ante la delgada línea roja que separa lo permitido de lo no permitido, y no tenemos en cuenta que el sexo y el cuerpo son fuente de experimentación permanente: experimentamos hambre, sed, placer, alegría, necesidades, enfermedades, risa, dolor, llanto, goce, amor... La experiencia es la esencia del aprendizaje. La ciencia, de hecho, se desarrolla así, experimentalmente. ¿Por qué experimentar con nosotros en temá-

13. Médico psiquiatra de finales del siglo XIX y principios del XX.

tica sexual se convierte en algo próximo al maquiavelismo o la utilización? ¿Cómo podemos hacer ciencia de nosotros mismos si no es a través de la experiencia propia? Y ello no quiere decir que nos usemos vilmente unos a otros, sino que nos sintamos libres de acceder al conocimiento de nuestros gustos, aspiraciones, deseos y propósitos mediante la vía del ensayo y error con nosotros mismos y con el permiso de los demás.

Dice Leahey (1998) que el origen de este problema es simple y desde mi punto de vista tiene que ver con la historia de las familias: «Al no contar con los modernos anticonceptivos, las clases medias de la Europa victoriana sufrieron de forma muy aguda los problemas del control de la natalidad. Para crecer económicamente tenían que trabajar mucho y reducir el número de hijos» (pág. 277). Nuevamente hay una causa económica asociada al tema de la reproducción, pero esta vez tiene que ver con la necesidad de reducir el número de hijos por familia y no de aumentarlo. El uso de la sexualidad que se hace en la familia es dependiente otra vez de lo económico. Tenemos como ejemplo el caso de China, donde en los años 1980 se implantó la política de un solo hijo.

A ello hay que añadir el aspecto de lucha de clases y de división del trabajo. En una carta de Freud a su prometida, Martha Bernays (29 de agosto de 1883; Freud, 1960, carta 18, pág. 50), dice: «La muchedumbre vive sin restricciones mientras que nosotros nos privamos. Los burgueses hacemos esto para mantener nuestra integridad [...], nos reservamos para algo, no sabemos qué, y a este hábito de suprimir continuamente nuestros impulsos naturales le otorgamos el grado de refinamiento» (cit. por Gay, 1986, pág. 400).

Parece que la cultura que heredamos –mediatizada por las religiones– no es muy amiga del placer, el tacto, la sensualidad y las necesidades básicas como el sexo. Y así nos creemos civilizados al renunciar a la parte sensitiva de la vida, a riesgo de dejar de ser humanos.

La idea de la represión sexual se fundamenta en que la cultura y la religión de la época victoriana (y creo que sigue en parte vigente) se manifestaban en contra de los instintos básicos o naturales, hasta el punto de que el propio Freud ve mayor felicidad sexual entre los más pobres (Leahey, 1998). Pero ¿somos más felices cuando tenemos relaciones sexuales libres? Veamos si podemos responder a esta pregunta según lo revisado hasta el momento:

1. La falta de experiencia sexual da lugar a inopia sexual, es decir, a la ignorancia y los prejuicios (fantaseo al respecto de lo que no conozco a través del morbo).[14]
2. Lo que no se experimenta como propio se convierte en asignatura pendiente, dado que no tenemos desarrollo ni maduración al respecto.
3. La falta de desarrollo hace que nos limitemos en nuestro crecimiento como personas.
4. Por otra parte, cuando carecemos de algo, lo buscamos incesantemente. El dinero es un tema constante de preocupación (y un problema) para quien no lo tiene. Y la salud lo es cuando falta. En muchas ocasiones no nos acordamos de la salud hasta el momento en que nos enfermamos. Psicológicamente hablando suele ser la carencia de algo, el no tenerlo, lo que hace que busquemos ese algo.
5. Al prohibir el acceso a algo provocamos inconscientemente que se busque con más fuerza: la represión vive de la tentación.
6. La ley de la represión sería: veto el tema, creo la necesidad de buscarlo, entonces, ya tengo asegurada su incesante búsqueda. Cuanto más reprimo algo, más lo busco después.

14. En el capítulo 4 expongo ideas sobre lo que es el morbo.

7. Por eso la sexualidad es un tema que nos preocupa: lo que intento disimular o evitar me vuelve, tarde o temprano, una y otra vez en forma de cualquier tipo de problema sexual.

Moraleja: si llamamos felicidad a estar en conexión con nuestras necesidades, las relaciones sexuales conscientes nos acercan a la felicidad.

APLICACIONES PRÁCTICAS DE POR QUÉ LA SEXUALIDAD SE CONVIERTE EN UN TEMA QUE NOS PREOCUPA

1. Nuestra sexualidad no es ni de lejos un acto de libre voluntad –hasta que no se hace consciente–, sino más bien un reflejo del sistema de consumo que se asocia a la compra y venta de cosas, al desarrollo de la propiedad privada y a la economía de mercado (lo cual no es ni bueno ni malo en sí mismo, sino que parte de una necesidad económica y cultural determinada).

2. No todas las personas encajan en el modelo de normalidad sexual que existe en nuestra cultura. No todo el mundo es monógamo, no todo el mundo vive en pareja o familias oficiales, ni es heterosexual; no todo el mundo se siente atraído por personas de su misma edad –los niños también tienen sexualidad y experimentan sexualmente–, hay gente que desea a un hermano o a una hermana o a un vecino o a una vecina (teniendo presente siempre el acto de libre elección, el no hacerse daño y haciendo consciente si hay dependencias psicológicas o violencia hacia el otro, pues en este caso estaríamos ante una cuestión diferente).

3. Propongo que estas personas que no encajan con el modelo de normalidad social son también normales, sólo que

no se encuadran dentro de la considerada normalidad oficial. Hay tantas excepciones a la normalidad general que
creo que esa regla general sirve al propósito que sirve: apoyar un sistema económico y cultural determinado. Pero
no nos apoya a nivel de crecimiento personal.

4. Creo que esa normalidad oficial está en la base de los llamados problemas sexuales. Los especialistas en problemática sexual suelen enfrentarse con dos grandes peligros que
están en las mentes de las personas: la ignorancia sexual
(por falta de experiencia propia y conocimiento) y la culpabilidad (pretender ser "normales", encajar en el modelo social cuando sienten cosas diferentes a lo que socialmente es
oficial). Las soluciones en este sentido son dos: informar-
se, experimentar sin temor al error (tomando las precauciones necesarias, pero pasando a la acción) y asumir que la
propia sexualidad no tiene nada que ver con la sexualidad
imperante u oficial, y que no necesitamos ser aceptados por
otras personas, sino que nos aceptamos a nosotros mismos.

5. En nuestra manera de vivir la sexualidad propongo que
hay un doble juego: lo que se supone que tenemos que hacer (que encajemos en el modelo oficial) y lo que realmente sentimos. Observa este doble juego:

> Imagina a una persona que se dice a sí misma y a los demás que no
> es envidiosa, que nunca desea nada de nadie, pero que, al salir a la
> calle y ver que un vecino se ha comprado un coche enorme que ella
> siempre había querido tener, sin poder evitarlo, el corazón le da un
> vuelco y piensa: «¡Qué cochazo tiene el vecino! ¿De dónde lo habrá
> sacado?».

Yo pregunto ante esta situación: ¿qué es más verdad emocionalmente hablando para esta persona, lo que se dice a

sí misma y a los otros o lo que siente en la calle? Pues psicológicamente la respuesta está clara: lo que siente es la
verdad para ella. Y propongo que hemos de aprender a conectar con lo que realmente sentimos y no con los cuentos
que nos contamos. Para saber quiénes somos, es necesario partir de lo que sentimos y no de cómo deberíamos ser.

6. Se supone que quien está en pareja no puede estar sexualmente con otra persona. Eso sería infidelidad, o falta de
amor –no lo juzgo, son percepciones–, en cualquier caso
una trasgresión de lo oficial. Aún así, es algo que a veces
sucede. Es real que algunas personas, cuando están en pareja, desean a otras personas, y si lo sienten, es que es real
para ellos y ello no quiere decir que no quieran a su pareja o que tengan algún problema psicológico, sino que les
sucede. Atención a nuestra primera reacción de evitar algo
así bajo el pretexto de que se trata de una sensación enfer-
miza o patológica. Y animo a que recapacitemos sobre qué
hacemos con ello: si lo reprimimos, si lo comunicamos, si
lo vivimos ocultándolo a nuestra pareja o si lo vemos como
una sensación más.

7. ¿Acaso puedes evitar la atracción sexual por otras personas, si es que te gustan otras personas? ¿Puedes evitar
sentir rabia cuando la sientes?, y cada cual ha de percibir sus motivos para enrabiarse. ¿Puedes, cuando ves algo
que te gusta, evitar que te guste? Al leer esto, quizás pienses que lo que propongo es que todo el mundo tenga relaciones sexuales con todo el mundo y que hemos de hacer
siempre lo que queremos, lo cual no es exactamente así.
Mi propuesta es que consideres que conectar con lo que
sientes te hace consciente y auténtico ante ti mismo. No
tendrás que pedir permiso a otras personas para que te resuelvan tus problemas y tendrás tus propios criterios sin
necesidad de sentir que se aprovechan de ti o te maltratan.

Lo que propongo no es un simple "abandonarnos a nuestros sentidos" con las connotaciones que ello pueda tener –aunque si alguien quiere hacerlo, adelante–, sino actuar progresivamente desde la libre elección, valorando si somos sinceros con nosotros mismos, sabiendo por qué hacemos lo que hacemos.

8. No es lo mismo negarme a mí o a mi pareja que me gusta otra persona que reconocer que esa atracción está ahí. La autenticidad con nosotros es un poderoso preventivo de salud emocional y sexual. Muchos casos de impotencia sexual o casos de frigidez pueden tener que ver con deseos que reprimimos, que no reconocemos o que nos asusta ver que están ahí, y con la falta de comunicación al respecto de éstos.

9. El sexo, en el fondo, no da ni quita nada. Es una dimensión más de los seres humanos.

10. Hay una represión más allá de la sexual que es la emocional, el no querer ver lo que sentimos, y la experiencial: negarnos a aprender mediante las propias acciones y sus consecuencias.

11. Reprimir la verdad sobre nosotros (sobre lo que sentimos) es entrar en un juego peligroso que nos aleja poco a poco de lo que somos. Y entonces empezamos a buscar las respuestas –que están dentro de nosotros– en otras personas que se llaman especialistas. Pero recuerda que los especialistas te harán sugerencias que quizás puedas adoptar en tu vida, cuando de lo que se trata es que tengas tu propia experiencia y tus propias conclusiones. El especialista de ti eres tú.

12. Creo que sexualmente –y voy más allá, también culturalmente– tenemos una inconsciente tendencia a pretender que sean los demás quienes nos resuelvan nuestros problemas. Creo que un gran freno que llevamos dentro –incrus-

tado en nuestras conciencias– es el victimismo exacerbado que sufrimos normalmente: delegamos la responsabilidad de asumirnos como seres humanos en la opinión de
los demás. Y yo pregunto: si tú no te quieres, si no te aceptas, ¿cómo pretendes que te acepten los demás?

13. Para mí este estado representa que aún creemos en los
cuentos de hadas, creemos en los príncipes y en las prin-
cesas, en los amores que nos salvan y nos resuelven los
problemas, en el papá-gobierno, el papá-pareja o papá-
psicólogo que nos alimenta y da la claridad, y no estoy
diciendo que no haya excelentes psicólogos que ayudan
a descubrir a las personas lo que desean y son como seres
humanos. O sea, estas ilusiones siguen estando en nuestras cabezas y siguen causando tales enajenaciones de nosotros mismos que luego nos llevan a decir que tenemos
problemas psicológicos o sexuales.

3. ¿CUÁNTOS SEXOS HAY?

Mi conclusión en este capítulo será que, más allá de las diferencias entre hombres y mujeres en cuanto a la vivencia del sexo (que puede deberse a una cuestión cultural), las diferencias existen entre seres humanos, independientemente de su sexo. El hilo general de mi argumentación son las personas más que los sexos, es decir, que entre dos hombres ya hay conductas sexuales diferentes y entre dos mujeres también. Por lo tanto, el problema de que haya un modelo sexual imperante afecta a unos y a otros, y ambos están sometidos a un estereotipo cultural (y sexual) que se espera que cumplan para considerárseles hombres y mujeres según la división de roles que nuestra sociedad tiene establecida. Lo que remarcaré es que cada cual (sea hombre o mujer o lo que se considere) viva su sexualidad con la conciencia más grande posible de lo que quiere y puede hacer y hacia dónde quiere ir, independientemente del sexo al que pertenece. La pertenencia a un sexo biológico u otro (ser varón o hembra) puede explicar algunas conductas sexuales, pero lo que explica más cosas en profundidad es el hecho de sentir o percibir como seres humanos diferentes.

No obstante, aunque el contexto de mis palabras sea hablar de personas y no de sexos diferentes, considero importante dedicar un espacio en este capítulo a plantear si hay diferencias de conductas y manifestaciones diferentes debido a que nuestra genética, nuestra educación y nuestra cultura aborda a ambos sexos de manera distinta. Sigue vigente el esquema de que, en temas psicológicos, se espera de las chicas conductas diferentes a las de los chicos, lo cual afecta la propia salud emocional y mental, así como el comportamiento sexual.

Las consecuencias de la falta de igualdad todavía pueden verse claramente en cualquier tipo de manifestación educativa o cultural, desde el tipo de juguetes que se anuncian a los niños (que en algunos casos son sexistas). Y en las empresas los cargos directivos siguen siendo mayoritariamente destinados a hombres y no tanto a mujeres.

Si existen o no diferencias entre hombres y mujeres –en general y sexuales en particular– es un tema trillado y arduo. Hay quienes piensan que hay diferencias sexuales entre hombres y mujeres, otras personas dirán que no tantas. Es decir, cada cual tendrá su propia percepción de los hechos, lo cual quiere decir que éste es un tema controvertido, como lo es la sexualidad en sí. Mi propuesta será presentar algunas paradojas y datos que pueden ilustrar estas diferencias para luego concluir que disfrutar de una sexualidad sana es aceptar las diferencias, no para usarlas en contra de uno u otro sexo, sino para vivir una vida plena, libre y consciente.

Pero antes de abordar las diferencias quiero hacer mención al propio título que estamos tratando: ¿realmente hay dos sexos o deberíamos mejor hablar de dos realidades sexuales?

¿DOS SEXOS O MÁS DE DOS?

Siempre me llamó la atención que en los carnets de identidad españoles –y en los de otros países también– figurase un epígrafe dedicado a señalar el sexo de la persona, para el que entiendo que sólo hay dos opciones, V o H, en función de si se es varón o hembra. Ahora se usa también M o F para distinguir masculino de femenino.

Cuando decimos que una persona es de sexo varón, ¿qué quiere decir esto exactamente? ¿Que tiene pene y testículos? ¿Sirve para definir a un ser humano el atribuirle un sexo en base a los genitales? Las investigaciones demuestran que hay excepciones a esta regla, tanto a nivel físico como a nivel mental:[1]

Síndrome de la insensibilidad androgénica
El caso de Anne S. (citado por Pinel, 2001, pág. 343)

Anne S., una atractiva mujer de 26 años, solicitó tratamiento debido a dos trastornos relacionados con el sexo: ausencia de menstruación y dolor durante el acto sexual. Solicitó ayuda porque ella y su marido, a lo largo de cuatro años, habían intentado, sin éxito, tener hijos, y ella asumía que una parte del problema era la ausencia del ciclo menstrual. Un examen físico reveló que Anne era una mujer joven y sana. Su única particularidad evidente en principio era la escasez y debilidad del vello púbico y axilar. Un examen de sus genitales externos no reveló ninguna anormalidad. Sin embargo, había algunos problemas con los genitales internos. La vagina medía sólo cuatro centímetros de longitud y el útero no estaba desarrollado.

Los médicos de Anne llegaron a la conclusión de que era un hombre. No, esto no es una errata de imprenta. Llegaron a la conclusión de que Anne, la atractiva y joven ama de casa, era en realidad un hombre felizmente casado. Y Anne tiene lo que se llama síndrome de insensibilidad androgénica.

Síndrome androgenital
(citado por Pinel, 2001, pág. 344)

El síndrome androgenital es un trastorno del desarrollo que da como resultado una hiperactividad adrenal compensatoria y un ex-

➤

---

1. También es interesante revisar toda la investigación sobre el hermafroditismo (confluencia de atributos masculino y femenino en la misma persona) y el concepto de intersexualidad (entre los sexos).

➤ ceso de liberación de andrógenos adrenales. Esto tiene poco efecto en el desarrollo de varones, aparte de acelerar el inicio de la pubertad, pero tiene efectos importantes sobre el desarrollo de hembras genéticas. Las hembras que sufren el síndrome andrenogenital suelen nacer con un clítoris agrandado y los labios especialmente fusionados.

Si el síndrome androgenital se diagnostica en el momento del nacimiento de la niña, las anormalidades de los genitales externos pueden ser corregidas por medio de cirugía y cortisol, que se administra para reducir los niveles de los andrógenos adrenales circulantes.

Los casos expuestos ilustran que la propia naturaleza tiene excepciones en cuanto a la regla aparente de definirse varón o hembra en base a los genitales o atributos sexuales que tenemos. Es decir que la clasificación de dos sexos, hombre o mujer, chico o chica, tiene sus cuestionamientos. Y no sólo a nivel físico, sino a nivel mental, lo cual es aún más apasionante:

- ¿Todos los seres humanos con pene y testículos se sienten hombres?
- ¿Todos los seres humanos con vagina se sienten mujeres?

1. **La identidad de género (concepto desarrollado por Willerman,**[2] **entre otros)** no tiene que ver con la orientación sexual. Se refiere al sentimiento interno de la persona y es individual: sentirse hombre, mujer o ambivalente.
2. Existen aparte atributos sexuales masculinos y femeninos que sólo explican el envoltorio físico, pero no lo que hacemos sexualmente. A ello le llamaremos **sexo biológico**.
3. Finalmente, la **orientación sexual** se refiere a la elección de la pareja sexual, que puede ser hombre, mujer o ambas cosas.

2. Citado por Pueyo, 1997.

No es oro todo lo que reluce y en cuestiones sexuales las apariencias engañan. Y no estoy hablando todavía de la orientación sexual (que será tema específico en un capítulo posterior). De lo que estoy hablando es de lo que Willerman (citado por Pueyo, 1997) define como la experiencia privada o autoconciencia de ser hombre, mujer o ambivalente –ambas cosas–, lo que se llamaría la identidad de género, que puede o no coincidir con los atributos sexuales externos[3] o sexo biológico, lo cual a su vez es diferente de la orientación sexual (si eliges hombres o mujeres o ambos como parejas sexuales). Pero como verás son tres conceptos diferentes, que funcionan de forma independiente, pero que, por creencias culturales, morales y religiosas, parece ser que han de coincidir forzosamente. Sin embargo, la realidad da cuenta de que esto no es así y ninguno de los siguientes casos que presentaré son enfermizos, ni representan perversiones o aberraciones sexuales, sino diferentes opciones de los seres humanos. Veamos:

Lo que creemos **normal** *se podría reducir a dos opciones y el problema social es dónde meter a aquel que se sale del esquema*

1. Tener cuerpo de hombre con identidad de género masculino (sentirse hombre) y que te gusten las mujeres.
2. Tener cuerpo de mujer con identidad de género femenino (sentirse mujer) y que te gusten los hombres.

➤

---

3.   Atributos sexuales son los rasgos físicos que caracterizan a hombres y mujeres de manera externa. En hombres: pene, testículos, vello, etc. En mujeres: vagina, senos, ausencia de vello en general, etc.

➤   *Pero la realidad informa que hay infinidad de variantes:*

Sexo biológico	Identidad de género	Orientación sexual
Tener atributos sexuales: – Masculinos o – Femeninos	Sentirse por dentro: – Con identidad masculina – Con identidad femenina – Con identidad ambivalente	Gustándole a la persona: – Mujeres – Hombres – Ambos sexos

Y todas estas opciones combinadas entre sí

Por lo tanto, hay tantas combinaciones como seres humanos. Y si combinamos dos sexos biológicos con tres posibles identidades de género y todo ello con tres orientaciones sexuales como poco (lo que desarrollaremos en el capítulo 8), tendríamos dieciocho posibilidades sexuales y no sólo dos: hombre y mujer). Y aun así me quedo corto con excepciones que pueda haber y que no estoy contemplando en este momento:

1. Tengo cuerpo de hombre con identidad masculina y elijo parejas hombres.
2. Tengo cuerpo de hombre con identidad masculina y elijo parejas mujeres.
3. Tengo cuerpo de hombre con identidad masculina y elijo parejas ambivalentes.
4. Tengo cuerpo de hombre con identidad femenina y elijo parejas hombres.
5. Tengo cuerpo de hombre con identidad femenina y elijo parejas mujeres.

➤

➤ 6. Tengo cuerpo de hombre con identidad femenina y elijo parejas ambivalentes.

7. Tengo cuerpo de hombre con identidad ambivalente y elijo parejas hombres.

8. Tengo cuerpo de hombre con identidad ambivalente y elijo parejas mujeres.

9. Tengo cuerpo de hombre con identidad ambivalente y elijo parejas ambivalentes.

10. Tengo cuerpo de mujer con identidad masculina y elijo parejas hombres.

11. Tengo cuerpo de mujer con identidad masculina y elijo parejas mujeres.

12. Tengo cuerpo de mujer con identidad masculina y elijo parejas ambivalentes.

13. Tengo cuerpo de mujer con identidad femenina y elijo parejas hombres.

14. Tengo cuerpo de mujer con identidad femenina y elijo parejas mujeres.

15. Tengo cuerpo de mujer con identidad femenina y elijo parejas ambivalentes.

16. Tengo cuerpo de mujer con identidad ambivalente y elijo parejas hombres.

17. Tengo cuerpo de mujer con identidad ambivalente y elijo parejas mujeres.

18. Tengo cuerpo de mujer con identidad ambivalente y elijo parejas ambivalentes.

Búscate en esta relación a ver dónde te identificas y así empezarás a ampliar tu concepto de aquello a lo que le llamas *lo normal*. *Lo normal* es como mínimo dieciocho opciones, lo cual quiere decir que en cuestiones sexuales nada es normal, sino personal y subjetivo. Aclaro además que en esta relación he integrado a los transexuales (números 4, 5, 6 y 10, 11, 12, y quizás otros), entendiendo que transexuales serían quienes se sienten de un sexo en el cuerpo del sexo opuesto y deciden adaptar –o no– los atributos físicos a la identidad de género.[4] Y es posible que deje fuera algún caso más que salga de esta clasificación. Pido disculpas anticipadamente a quienes no se vean reflejados en esta relación porque las clasificaciones nunca definen las realidades individuales.

Pero el empeño de nuestra cultura es meternos en alguna clasificación, cuando insisto en que lo importante sexualmente es reconocernos como seres humanos, que vivimos consciente y libremente sin hacer daño a los demás. El resto de circunstancias son cuestiones morales, religiosas, que no llegan a explicar la enorme diversidad de conductas sexuales.

Sucede, por lo tanto, que, al querer encajarnos a la fuerza en un determinado patrón –como cuando intentamos ponernos un zapato de menor número que nuestro pie–, conseguimos que no lleguemos a comprendernos en lo profundo de nuestra sexualidad como lo que somos, es decir, seres tremendamente subjetivos, personalísimos y no susceptibles de ser encajados en ninguna clasificación, sin por ello descartar que vivimos en sociedad.

Hay tantas vivencias sexuales como seres humanos. Pero este hecho no lo acabamos de entender y menos aún de soportar..., ni siquiera, a veces, quienes lo sienten dentro de ellos mismos. Por eso, querido lector, tu primera responsabilidad contigo mismo es reconocerte en lo que sientes; si no, nadie lo hará por ti.

Por lo tanto:

• Ser transexual no es ningún problema psicológico, el problema puede ser no reconocerlo o no aceptarlo.
• Ser mujer y que te gusten las mujeres no es ningún problema psicológico. El problema es lo culpable que te sientas de que así sea.

4. El travestismo es otro tema (hombres que se visten de mujeres o mujeres que se visten de hombres) y no lo incluyo aquí sino en el capítulo 10).

- Que te gusten hombres y mujeres indistintamente no es ningún problema mental. El problema es cuando no te lo permites si así lo sientes.

Nuevamente es el deseo consciente o inconsciente de *querer ser normales* según los patrones culturales y sociales el que causa los problemas emocionales y psicológicos, no el hecho de tener tal o cual vivencia o preferencia sexual.

El caso de Marian

Cuando vino a mi consulta Esteban tenía cuerpo físico de hombre. Su aspecto era muy varonil, tenía 26 años, barba y bigote y le gustaban las mujeres. Venía a hacer un curso de emociones y, en la entrevista previa, le pregunté qué tema quería trabajar. Sin titubear, dijo: «Quiero enfocarme en el cambio de sexo, quiero operarme para tener cuerpo de mujer». Esteban decía que había iniciado ya el tratamiento hormonal, pero estaba preocupado por el tema de su aceptación y el del posible rechazo social. Él, sin embargo, lo tenía muy claro, y actualmente se llama Marian, tiene cuerpo de mujer y le gustan las mujeres. Al principio pensé: ¿cómo un ser humano a quien le gustan las mujeres y tiene cuerpo de hombre quiere cambiarse de sexo? Mi prejuicio inicial fue que Esteban tenía que ser homosexual y que por eso quería cambiarse de sexo, porque, en mi ignorancia, que un hombre se cambiara de sexo tenía una sola finalidad: conseguir un cuerpo femenino para estar con hombres.

Pero me equivoqué y la respuesta era clara: su identidad de género era femenina, por lo que, siendo originariamente hombre, pasó a tener cuerpo de mujer a quien le gustaban las mujeres. De físico masculino y orientación heterosexual, pasó a ser físicamente mujer y homosexual. Entonces entendí que mis prejuicios eran el problema y ahora sé que una cosa es la identidad de género y otra la orientación sexual.

A lo que le llamamos enfermedad psicológica en estos casos es al empeño de querer estar a la fuerza en una categoría que no es la nuestra y no encajar en lo que socialmente se espera de nosotros. Así pues, propongo que *el problema psicoló-*

gico lo tiene la cultura y nuestras creencias conscientes o in-conscientes. Y el problema se hace nuestro cuando creemos que hemos de ser "normales" en el intento de hacer oficiales sólo algunas preferencias de algunos seres humanos que están mayoritariamente aceptadas.

Pero esas creencias no son las de todos. El problema está en la estrechez de los puntos de vista y en que creemos que lo "normal" existe, cuando lo normal es sólo un invento transitorio y coyunturalmente histórico que sirve a un propósito por lo general económico y moral. Y ese concepto se puede ampliar, como de hecho se está haciendo desde hace tiempo, en nuestra sociedad.

LO MASCULINO Y LO FEMENINO
O LA IDENTIDAD DE GÉNERO

Más allá de los cuerpos y las orientaciones sexuales hemos visto que el primer órgano sexual –antes incluso que los genitales– es la mente y que, aunque seamos hombres o mujeres en los atributos físicos y se espere de nosotros lo que socialmente se adjudica a eso de "ser macho" o "ser hembra", dentro de cada uno de nosotros nos identificamos con lo masculino, lo femenino o con ambas cosas. Sigamos rompiendo estereotipos y abriendo la mente: propongo que tanto hombres como mujeres tienen dentro de sí una parte masculina y otra femenina, independientemente de si tenemos pene o vagina y de la orientación sexual:

Veamos estos casos

- Chicos afeminados o muy sensibles que son heterosexuales, si bien el estereotipo social es que los hombres afeminados o muy sensibles son *maricas*, como sinónimo de que les gustan los hombres. En algunos casos no tiene nada que ver una cosa con la otra.
- Chicos con estereotipo de varoniles que son homosexuales. Parece ser que, porque un hombre reúne el estereotipo masculino de voz grave y rotunda, además de gestos varoniles, ello es indicativo de que es heterosexual. Pues no tiene por qué ser así.
- Hay chicas de aspecto masculino que se piensa de ellas que son homosexuales (*camioneras* se les llama a veces). Pero no tiene por qué ser así en todos los casos.
- Hay chicas muy femeninas que son homosexuales y nunca se diría de ellas que les pueden gustar las chicas. Pues las hay.

La solución de todo este aparente lío está en que existen simbólicamente estereotipos de aquello a lo que llamamos lo masculino y lo femenino, y nuevamente son cuestiones culturales.

¿Hay estereotipos masculinos? Sí: dar golpes en la mesa, tener voz grave y ser muy potente sexualmente hablando (idea de *macho*), entre otros. Y los femeninos: ser delicado, gestos débiles, voz aguda y entregarse en la cama (entre otros). Los estereotipos sirven para provocar o no la identificación de los niños cuando van creciendo. Y, así, un niño que detesta a su padre a cierta edad puede tender a adoptar modos femeninos por rechazo al padre e identificación con la madre, o también puede querer imitar al padre porque se identifica con él. Igualmente en el caso de las chicas.

Así, hay mujeres muy activas y arrolladoras de las que se dice que son masculinas porque entrarían en el estereotipo (sólo es un estereotipo) masculino. Y hay hombres muy sensibles y delicados de los que se dice que son femeninos por el cliché de lo femenino. Pero un hombre afeminado puede tener dentro de sí un alto grado de feminidad (que se le denote, por ejemplo, en los gestos), pero no ser homosexual. Y una mujer puede tener una parte masculina más desarrollada en algunos aspectos –y dar la idea de *machorra*–, pero que no le gusten las mujeres. Chocante, ¿no? Pues es real. El problema son nuestros estereotipos y los prejuicios, una vez más.

Cuando nos empeñamos en decir: ese tío tiene que ser gay o esa tía lesbiana

A Laura le hicieron la vida imposible en el trabajo. Sus gestos toscos y duros llevaban a las personas que trabajaban con ella a pensar que era homosexual. Las personas incluso llegaron a insultarla. Tras varios meses de suplicio, Laura empezó a salir con un chico y todos se quedaron boquiabiertos.

A Carlos sus colegas le remedaban e imitaban en su afeminamiento hasta el punto de que le decían públicamente que "a ver cuándo salía del armario", lo que nunca llegó a pasar. Cuando tuvo su primer hijo muchos dejaron de atosigarle, pero aún lleva colgado el sambenito de marica y algunos creen que no se acepta como es.

Conclusiones:

1. Es la mente el primordial órgano sexual y no los genitales.
2. Lo que creas de ti es lo que sentirás de ti, y así actuarás.
3. Hay un sexo subjetivo, psicológico, más allá del que representan los atributos sexuales, o si te gustan hombres o mujeres, y es un sexo que está en la cabeza y tiene que ver con el propio sentimiento y la propia identificación mental, la identidad de género.

Puedes hacer el ejercicio de evaluarte teniendo en cuenta la masculinidad o feminidad que percibes en ti mismo, e incluso puedes preguntarle a los demás. Te sugiero que utilices una escala de 0 a 10 para cada cosa:

En el ámbito laboral	Masculino	1 2 3 4 5 6 7 8 9 9 10
te ves/me ven	Femenino	1 2 3 4 5 6 7 8 9 9 10
En tus relaciones sexuales	Masculino	1 2 3 4 5 6 7 8 9 9 10
	Femenino	1 2 3 4 5 6 7 8 9 9 10
Tu actitud corporal es	Masculino	1 2 3 4 5 6 7 8 9 10
	Femenino	1 2 3 4 5 6 7 8 9 10

Puedes aprender un montón de la imagen que crees que das y de la que los demás perciben. Y a veces los resultados son reveladores. ¡Pruébalo!

LAS DIFERENCIAS SEXUALES ESTÁN EN LA MENTE, NO EN LOS GENITALES

Te propongo un juego: voy a escribir varias frases para que compruebes si, dentro de tu cabeza, existen más posibilidades de que sea un hombre o una mujer quien las diga. También puede suceder que creas que hombres y mujeres tienen la misma posibilidad de expresarla. Obsérvalo igualmente. El juego consiste en que permitas que te guíen tus sensaciones, sin analizar nada; sólo debes dejar que lo que hay dentro de ti surja. Adelante:

1. Me encanta que me acaricien.
2. Quiero sentirte.
3. Me encanta tu cuerpo.
4. Está buenísimo/a.
5. Me encanta mirarte.
6. No la tiene grande.
7. Con ese cuerpo no hay dónde agarrarse.
8. Espera, todavía no...

Puede parecer un juego sexista, pero mi intención es que observes si, en tu cabeza, percibes diferencias en cómo viven el sexo los hombres y las mujeres a partir de cómo describimos con palabras las cosas. Cada cual tendrá su propia percepción, y yo también la mía propia. Y una manifestación de estas diferencias está en la forma de hablar, la cual no es la única por la que podemos ver si hay una misma manera o no de relacionarse con la sexualidad. Existen otras manifestaciones que nos permiten (o no) ver diferencias entre los sexos a la hora de comportarse: en la manera de seducir, de ligar, de establecer una cita, de hacer el amor, de llegar al orgasmo...

La idea que hay detrás de esto es que existe un estereotipo masculino y uno femenino culturalmente manifiestos. Y ello no significa que se justifiquen conductas de poder o de inferioridad de un sexo sobre otro, sino que este hecho da lugar a realidades psicológicas diferentes en según qué cosas. La causa de ello tiene que ver con factores culturales y educativos, aunque hay teorías que también hablan de diferencias en el cerebro, en la bioquímica y en las hormonas (Pinel, 2001), cuestiones que no son objetivo de este libro.

Mi misión ahora es señalar que las diferencia sexuales existen en cuanto a ciertas conductas y comportamientos, y que lo justo o injusto de esta diferencia depende del uso que se haga de ellos. Puede parecer que hablar de diferencias en cuanto a comportamiento sexual sea algo antiguo o machista, cuando actualmente de lo que se habla es de la igualdad entre hombres y mujeres. Pero aclaro que nadie está hablando de discriminación. Decir que hay comportamientos sexuales diferentes entre hombres y mujeres no significa que no seamos iguales los hombres y las mujeres. La igualdad es una cuestión de ser. Pero las diferencias en conductas sexuales son cuestión de cómo nos manifestamos, del comportamiento, lo cual depende de lo que hemos aprendido en esta sociedad. Por lo tanto, somos iguales, pero nos manifestamos de manera diferente. Insisto en esto porque a continuación presentaré situaciones y casos que pueden inducir a pensar en discriminación entre hombres y mujeres, cuando lo que pretendo es hablar de diferencias que explican la propia manera de vivir la sexualidad en esta cultura, sin valorar si eso es malo o bueno, sino que ahí está, a lo mejor injustamente. Pero considero que es necesario partir de lo que hay para que se produzcan cambios reales a nivel psicológico.

> No quiere decir que las mujeres sean mejores o peores por lo que hacen sexualmente, ni que los hombres sean más o menos tontos por el tipo de sexo que viven, sino que mantienen tendencias de comportamiento culturalmente diferentes en algunos casos.

¿Hay algún sexo biológico –mujer u hombre– que tiene más probabilidad de decir lo siguiente?

Me encanta que, mientras le toco el pelo, mi pareja me chupe.

¿Qué te has imaginado? Podemos tener dudas, pero quizás muchos vemos que quien dice esta frase es un hombre, sencillamente porque algunas personas asociamos chupar a pene, pero también se pueden chupar los pezones o la vagina, ¿no? Entonces, ¿por qué se asocia la frase más a un sexo que a otro?, ¿qué hay en nuestra mente que hace que asociemos una práctica sexual concreta a un sexo?

Y añadamos una segunda frase:

Me encanta que, mientras le toco el pelo, mi pareja me chupe.
Y luego me gusta correrme en su boca porque quiero
inundar a mi amante.

La segunda frase puede nuevamente evocar diferentes imágenes: ¿qué has pensado, que quien la decía era un chico o que era una chica? Podría pensarse en que la inundación la provoca el semen del hombre, pero también puede ser el flujo vaginal de la mujer.

Como ves en este sentido operan también los estereotipos sexistas y el pensar que una determinada práctica sexual es privativa de un sexo. Pero esto sólo está en nuestra cabeza, y por eso podemos creer que para todo el mundo ha de ser igual y que sólo es posible una única y verdadera manera de sentir y pensar. Y eso no tiene por qué ser así.

Sigue observando cómo tus imágenes mentales no son neutras: tienden a ver hombres o mujeres donde no hay datos para saber si se trata de un hombre o de una mujer; pero tú tienes un hábito mental que te lleva a excitarte, a sentir y a vivir tu sexualidad de una manera y no de otra. El objetivo es que te reconozcas sin criticarte en tus estereotipos sexuales, que empiezan en tu mente. Y tu mente a lo mejor reproduce tendencias culturales sexistas, lo cual te puede parecer injusto, pero para cambiarlo es necesario iniciar un proceso de reconocimiento de los propios estereotipos. Creo que los cambios vienen después de reconocer y aceptar lo que hay, lo que surge dentro de nosotros, por infame o extraño que nos parezca a nosotros mismos.[5]

Quizá ya estés investigando cuáles son tus prejuicios mentales y te parezcan injustos, pero sin censurarte permítete darte cuenta de que están dentro de ti. Inconscientemente, tiendes a reproducirlos y es tu responsabilidad asumirlos sin negarlos para cambiarlos, si quieres.

Porque esto puede ser así hasta el momento en que tú elijas llevar las riendas de tu propia vida y de tu propia sexualidad. Entonces estarás por encima de tus prejuicios y estereotipos. Pero por el momento sigamos conectando con lo que es real para cada uno.

Si escuchas...

Me encanta sentir a mi pareja cerca, muy cerca...

Quizás lo asocies a lo femenino (y, por estereotipo, a una mujer), ya que las mujeres, por estereotipo cultural, se cree que son más proclives a expresar sus sentimientos en cercanía. Ya sabemos que hasta hace muy poco los hombres "no podían llorar", o que se consideraba un síntoma de debilidad o afeminamiento el que un hombre fuera sensible.

Hay además conductas concretas estereotípicas en las que parecen observarse diferentes manifestaciones entre los sexos (atención, porque mayoritariamente son prejuicios más que realidades, teniendo en cuenta el peso de la cultura y la educación), pero observa cuáles son las tendencias más usuales que tú percibes y que hacen diferenciar a hombres y mujeres. Veamos algunas:

---

5. Véase para ampliar la propuesta metodológica de reconocer, aceptar y cambiar, el capítulo 9 de Galindo, A. (2003).

- Los hombres buscan el sexo por el sexo más que las mujeres: las mujeres tienen procesos más lentos que los hombres.
- Los hombres recurren al sexo de pago con más asiduidad que las mujeres. Las mujeres establecen contactos sexuales entre personas de círculos cercanos. Aclaro aquí que esto es un dato que aporta la investigadora Shere Hite,[6] pero la tendencia es que cada vez ocurre menos.
- A las mujeres les gusta que les hablen mientras hacen el amor, a los hombres no tanto; ellos son menos entregados y buscan más el placer inmediato.
- Los hombres son más superficiales que las mujeres. Quieren un "aquí te pillo, aquí te mato" que no convence tanto a las mujeres.
- Las mujeres no buscan tantas relaciones esporádicas como los hombres.

La visita a prostíbulos: más hombres que mujeres

He entrevistado a diez prostitutos y diez prostitutas de entre 20 y 26 años en los últimos meses, y los testimonios de las veinte personas es unánime: independientemente de la orientación sexual que busquen los clientes que les reclamen (hombres o mujeres), son los hombres quienes de forma mayoritaria visitan los prostíbulos (sean masculinos o femeninos) y, cuando lo hacen las mujeres, suelen ir con su pareja.

La explicación para ello –según esas personas– es que las mujeres se hallan en estas circunstancias más indefensas que los hombres, de ahí que no recurran a este tipo de servicios tan asiduamente como los hombres (lo cual es una posible explicación, pero sólo una).

De nuevo el estereotipo cultural pone de manifiesto que hay aparentes diferencias entre la conducta sexual de hombres y mujeres.

---

6. Véase Hite (1976).

Más allá de los estereotipos, creo que no hace honor a la realidad sentar diferencias entre hombres y mujeres sin entrar en las identificaciones de género otra vez, con lo masculino o lo femenino, pues hay mujeres que pagan por sexo y tienen sexo por tener sexo (lo que sería más estereotipo masculino culturalmente hablando) y hay hombres que necesitan enamorarse para hacer sexo (lo que sería más estereotipo femenino culturalmente hablando).

Por lo tanto, creo que la realidad sexual la marca la identificación que llevamos dentro, el que tengamos más o menos entrenada nuestra parte "masculina" o "femenina" según estereotipos sociales, más que el hecho de ser hombre o mujer. Sin embargo, ello no quita que haya creencias sociales y prácticas que culturalmente las pueden hacer más bien los hombres y en otros casos más bien las mujeres.

Desde esta perspectiva, propongo que el ideal del ser humano podría ser hacer consciente lo masculino y lo femenino dentro de la propia persona, independientemente de que seamos hombres o mujeres. Vuelvo a hablar de seres humanos completos, que reconocen sus tendencias y viven conforme a su manera de ser, sin que ello signifique faltar al respeto a los demás.

4. ¿QUÉ DESEAS SEXUALMENTE?

- A mí me gustan los/as chicos/as altos/as.
- Deseo a mi pareja.
- Yo deseo que me penetren estando mi pareja debajo.
- Me encanta que me toquen los pies.
- Me encanta hacer el amor cuando estoy enamorado/a.
- Yo deseo besar primero, y luego, lo demás.
- Yo prefiero alguien guapo.
- Me gustan más jóvenes que yo.
- Prefiero que sean más mayores.
- Me gusta que me metan el dedo.
- Me encanta masturbarme cuando acabo de despertarme.
- Me encanta dominar a mi pareja.
- Me gusta que me dominen.
- Sin amor el sexo carece de sentido.
- Me gustan los labios carnosos.
- Me encanta la hermana de Juan.
- Me encanta el novio de Eva.
- Lo/a deseo sexualmente porque le admiro.

Deseamos[1] cosas, situaciones, experiencias, sean por partes o enteras. Y las personas también pueden desearse (no sólo en el sentido sexual, sino en el amistoso, el afectivo, el amoroso...).

---

1. Mantendré como sinónimos gustar y desear, si bien quizá el deseo es más genérico y el gusto más concreto.

El estereotipo sexista puede mantener que los hombres deseamos más lo externo y no tanto el interior de las personas: que nos gustan las personas por el físico, que nos fijamos en el tamaño de los pechos de las chicas o en los genitales de los chicos. Igualmente es cultural el estereotipo de que las mujeres se fijan en las personas en su conjunto; es decir, teniendo en cuenta no sólo su cuerpo, sino también su mente y su inteligencia. Pero ello no es ni mejor ni peor, según lo que quiero plantear a continuación. Lo que es importante de lo que deseemos es el propio hecho del deseo. Puedes desear la sonrisa de alguien, besar una boca o estar toda la vida con tal persona. La magnitud del deseo es personal e intransferible. Lo que cuenta es que deseas y que el deseo forma parte de ti.

¿Hay algo malo en desear? Nada, si sabes que si no lo consigues no pasa tampoco nada. Porque los deseos tienen un riesgo –y no lo digo para que evitemos desear, sino para tenerlo en consideración–, que es el de la dependencia. Es decir, sentir –cuando no conseguimos lo que deseamos– que es terrible, que estamos frustrados, o también negarnos a aceptar que no lo hemos conseguido. Ello puede llevarnos a problemas emocionales y a sentir dos posibles cosas:

- Que la vida no vale la pena si no conseguimos lo que deseamos (depresión).
- Que nos queremos salir con la nuestra a toda costa (rabia y forzar a otros).

Entre estas extremadas posturas emocionales, puede darse todo tipo de trastornos emocionales que tienen como causa desde la falta de deseos en general hasta la mayor frustración por no conseguirlos. Me centraré en los deseos sexuales, si bien considero que el deseo sexual es sólo una expresión –una y no la única– de lo que son los deseos humanos. Y es en estos deseos –por exceso o por defecto– donde puede estar verdaderamente la causa de problemas sexuales, incluidos la impotencia o la frigidez.

Caso 1: ausencia de deseo sexual

Hacía meses que Jaime no tenía relaciones sexuales. Cuando llegó a mi consulta estaba preocupado porque lo consideraba como anormal y preocupante. Su pareja le preguntaba si ya no la deseaba, si había otra mujer. Y Jaime juraba y perjuraba que no, que todo era como antes, sólo que no sabía lo que le estaba pasando.

Caso 2: frustración por no quedarse embarazada

Katia había intentado por todos los medios quedarse embarazada, había probado de todo, hasta el punto de someterse a operaciones de todo tipo. Llegó a mi consulta con una mezcla de impotencia y decepción que la hacía sentirse culpable, porque ella consideraba que ser mujer tenía una finalidad última, la de ser madre.

Caso en el cual el sexo requiere previamente el matrimonio

Aunque es más frecuente en mujeres que en hombres, Carlos lleva diez años de noviazgo con Leonor y desea casarse antes de hacer el amor con ella. A ella le costó inicialmente pero luego aceptó y ambos así lo quieren.

Caso 4: agresión por no conseguir lo que se quiere

Paco llevaba meses tras Bea, pero no había manera. Ella no sentía hacia él lo que él sentía hacia ella. Paco no entendía cómo era posible que ella se le resistiera cuando era un chico guapo y fuerte, y otras chicas se sentían atraídas por él. Pero Bea, honestamente, no estaba interesada en él. Un día, al salir del trabajo, Paco esperó a Bea y, tras forcejeos que por suerte acabaron ahí, intentó besarla en la calle, con una mezcla de orgullo herido y de necesidad de control.

El sexo biológico de los personajes hace sencillamente honor a la verdad de los casos que he tratado, pero podrían ser los protagonistas indistintamente hombres o mujeres, incluido el caso de la agresión, sólo que culturalmente es más frecuente que la agresión sea por parte de un varón, si bien tengo documentados casos de agresión de mujeres a hombres, por las mimas o diferentes razones.

Como puede verse, por lo tanto, el deseo –por defecto o por exceso– explica, en el fondo, los cuatro casos. Desear es algo natural, que corresponde a la naturaleza de los seres humanos, pero su uso puede ser generador de problemas cuando no somos conscientes de lo dependientes que podemos llegar a ser de ellos.

He asesorado psicológicamente casos de impotencia que pueden paliarse en parte recuperando el deseo de vida, ya que la ausencia de deseo sexual puede ser –no en todos los casos– un síntoma de algo que hay dentro, una falta quizás de realización personal, y hay deseos frustrados de maternidad que se resuelven cuando la persona asume su realidad personal, por ejemplo que tenía miedo de ser una mala madre. Por lo tanto, propongo que los deseos son un arma de doble filo. Son apasionantes y contradictorios.

Por una parte, son la clave de lo que queremos y nos sirven de orientación. Si no deseáramos, no nos moveríamos. Son fuentes de motivación personal, y no satisfacerlos puede desmotivarnos. Pero, por otra parte, hemos de tener cuidado, porque podemos caer en trampas emocionales cuando no los conseguimos. No conseguirlos es parte de tener deseos. Y está bien detenernos un poco y sentir qué nos pasa cuando no conseguimos lo que queremos. A veces, cuando esto sucede puede ser porque a lo mejor es que no lo queremos como decimos que lo queremos.

No puedes evitar que te guste lo que te gusta, pero sí puedes manejarlo.

Los deseos son el objetivo, hacia donde quieres ir. El deseo es la guía, pero también puedes quedarte ahí, pueden crear dependencias. Desear es el motor de la vida. Lo que te gusta, tus preferencias, tus inclinaciones. Es tu responsabilidad asumirlo, realizarlo si quieres, porque ello te mantendrá cerca de tu salud emocional.

Puede suceder que, en el terreno sexual, censuremos los deseos porque nos parecen obscenidades o vicios. Por ejemplo, si te gusta que te hagan una felación con mermelada sobre el cuerpo, puedes percibir asco o vergüenza de desearlo. O si deseas estar con más de dos personas teniendo sexo, quizás te vengan ganas de reprimirlo porque eso no es *normal*. Recuerda que lo normal es aquello que la cultura ha marcado como oficial, pero que no hay nada malo ni bueno en que –mientras no dañes a nadie–[2] ejerzas la libre elección y te mantengas en tu dignidad como ser humano. Pero si quieres experimentar con tus deseos, hazlo; ello será tu fuente de aprendizaje.

EL DESEO DE LA MASTURBACIÓN Y SUS TEORÍAS

Se decía antiguamente que quien se masturbaba se quedaría ciego o se le caerían las manos. Y cuentan otras personas le-

---

2.   Lo cual, en la boca de un amante del sadismo, sería parte de la gracia.

yendas o historias sobre que masturbarse hacía que luego sólo
quisieras masturbarte (lo cual no tiene que ver con la masturbación en sí, sino con otra cosa, por ejemplo, el miedo a las
relaciones, la timidez o el temor al rechazo).

Volvamos a romper estereotipos culturales

- Hay quien sólo se masturba como práctica sexual sin relacionarse
  con otras personas.
- Hay quien se masturba y tiene relaciones sexuales con otras per-
  sonas.
- Hay quien está en pareja y a veces se masturba.
- Hay quien sólo le gusta tener relaciones sexuales con otras per-
  sonas.
- Hay quien no hace nada de nada.

Por lo tanto, a ninguna edad la masturbación es indicativa
de problemas psicológicos. No tienen por qué masturbarse
más quienes tienen menos relaciones sexuales, sino quienes
eligen la masturbación como práctica. Ahora bien, otro tema
es quien desea tener relaciones sexuales con otras personas,
pero, por miedo u otras circunstancias, reprime ese deseo y recurre a la masturbación como única vía de escape sexual. Aquí
propongo que el problema no está en la propia práctica sexual
–la masturbación en sí–, sino en un problema de relación que
tiene esa persona. Pero generalizar y decir que la masturbación es contraria al amor o a una relación de confianza, posiblemente tenga como causa que se asocia sexo a sexo exclusivamente con otros y a todo el tema ya revisado de utilizar el
sexo exclusivamente para la reproducción y la legitimidad de
lo que hemos llamado familias.

Nunca dejas de desear más o menos por el hecho de masturbarte. La masturbación es sexo contigo mismo. Lo cual es bá-

sico en el propio aprendizaje personal, pero para conseguir esta experiencia de aprendizaje recuerda que la masturbación es una alternativa, pero no la única.

Si hay libre elección y experiencia consciente (libertad, en definitiva), sobran las técnicas sexuales, porque suele pasar que la propia intuición creativa funcione como motor de descubrimiento.

LAS FANTASÍAS SEXUALES Y EL MORBO

Fantasía de una chica heterosexual

Me encantaría llegar al hotel en el que está mi amante y que estuviera dentro de una piscina de agua caliente esperándome. Yo voy vestida de colegiala y me desnudo delante de él. Entonces me meto con él en la piscina y, bajo el agua, me penetra lentamente. Primero, por detrás, mientras siento cómo palpa mis pezones, poco a poco y, luego, de repente, me doy la vuelta y me envuelve con su cuerpo y me hace vibrar...

Fantasía de un chico homosexual

Deseo estar en el centro de un grupo de hombres, todos desnudos. Yo soy el punto de mira y todos esperan a que yo elija uno. El elegido se acerca a mí y se deja hacer lo que yo quiero, mientras todos, envidiosos, clavan sus ojos en nosotros.

Fantasía de un chico heterosexual

Pienso en la musa de mis sueños, una chica tipo Sharon Stone en la película *Instinto básico*, sin bragas, mostrando su sexo en cualquier momento y yo pudiendo penetrarla a mi antojo, cuando quiero, y ella obedece sin rechistar, complaciéndome en todo lo que le pido.

Fantasía de una chica homosexual

Deseo con toda mi alma que la estrella de mi vida sea alta, rubia, muy cariño-
sa y que me mire a cada instante. Quiero gozar a su lado de su sonrisa mientras
nuestros cuerpos se descubren palmo a palmo. Cuando yo la toco, ella no me
toca, y luego al revés. Me encanta resistir la tentación de ser yo quien hace, al
principio. Y luego darle todo el placer del que soy capaz mientras ella gime
en mi oído que soy a quien más quiere en la vida.

Desde mi punto de vista, que cada cual tenga sus fantasías, no
puede juzgarse, por más ideales o concretas que sean esas fantasías. Tampoco es censurable que esas fantasías se relacionen
más con los genitales o con la idea del amor. Tal vez podemos
decir: «¡Vaya tontería la fantasía sexual de tal persona!», pero
en un contexto de tolerancia lo que sería deseable es que dijé-
ramos: «Eso a mí no me excita o no me va». Y aquí sitúo un
importante punto de las fantasías: la excitación que producen.
Aunque la excitación puede ser mental o física, en el caso de
las fantasías sería algo puramente mental.

Excitar quiere decir impulsar y despertar. Y la fantasía tiene el valor de dirigir y de impulsar. No es ni buena ni mala. Es
una fantasía. Otro problema es querer realizarla o no. Y nuevamente volvemos a encontrar diferentes circunstancias:

- Que la quieras realizar y lo consigas.
- Que la quieras realizar y no lo consigas (y puedas o no
  frustrarte).
- Que no la quieras realizar, pero te suceda sin tú esperarlo
  (¡es una pasada!).
- Que no la quieras realizar, sino sólo pensarla.

Hay, como siempre, alternativas, y lo importante es que
seas consciente de su existencia. Hay gente que se martiriza

porque cree que si no consigue realizar una fantasía no se excitará. Y aquí vuelven a aparecer algunos problemas psicológicos: cuando sólo nos excitamos cuando tenemos fantasías. Otra vez la causa del problema no es la fantasía en sí –como no lo era la masturbación en sí–, sino el uso que se hace de ella. Si te ocurre que sólo te excitas mediante fantasías y no deseas relacionarte con nadie, bien. Peor si lo deseas y la única manera de excitarte es a través de la fantasía y evitas el contacto con otros por temor a no excitarte, entonces te animo a que consideres que sí que hay alguna experiencia que estás evitando.

Algunas fantasías pueden mantenerse en el tiempo por temor a no establecer relaciones más profundas con otras personas. Entonces se convierten en dependencias. Esas fantasías te manejan a ti –como efectos adictivos de algunas drogas o el alcohol–, no tú a ellas.

Una derivación de las fantasías es el *morbo,* esa palabra que ahora usamos tanto y que tantos significados puede llegar a tener. Originariamente, morbosidad es sinónimo de causar enfermedad. Pero en el uso sexual de la palabra se refiere a algo prohibido que puedo hacer y –al realizar lo prohibido– me excita. Por lo tanto es casi sinónimo de transgresión. Y creo que efectivamente para algunas personas hay una parte del uso sexual que hacen que tiene que ver con la excitación que produce el saltarse las normas o los límites socialmente establecidos.

Sugiero que una parte de lo que llamamos morbo tiene que ver con la excitación inherente al hecho de transgredir, de romper límites establecidos (todo lo contenido en la columna de la derecha del esquema que aparece en la página siguiente), con lo que morbo va de la mano de represión. Lo que no quiere decir que personas que se permiten experimentar su sexualidad no puedan usar este tipo de excitación.

Ejemplos que cuentan personas que "les dan morbo":

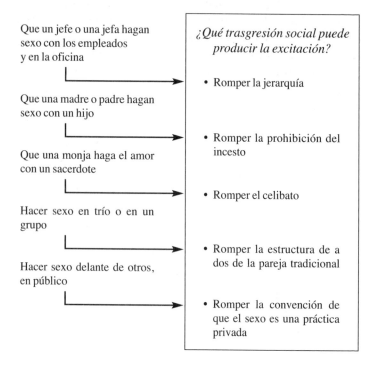

Que un jefe o una jefa hagan sexo con los empleados y en la oficina

¿Qué trasgresión social puede producir la excitación?

Que una madre o padre hagan sexo con un hijo

• Romper la jerarquía

Que una monja haga el amor con un sacerdote

• Romper la prohibición del incesto

Hacer sexo en trío o en un grupo

• Romper el celibato

Hacer sexo delante de otros, en público

• Romper la estructura de a dos de la pareja tradicional

• Romper la convención de que el sexo es una práctica privada

Hemos hecho de lo prohibido todo un lenguaje, una película mental y un negocio enorme. Lo que nos puede llevar a pensar que el tipo de sexualidad que practicamos es consecuencia directa de la educación recibida, la cultura en la que vivimos y la distribución sexual de roles.

Pero no sólo dan morbo las transgresiones, también lo dan las caras de otras personas, sus miradas, los gestos, las posturas. En cualquier caso, el morbo está ahí. Y digo esto para explicar que no hay nada malo en percibir que el morbo está presente en nuestras manifestaciones sexuales, pero que es importante que seamos conscientes de si lo elegimos o si, por el contrario, no lo podemos evitar y somos esclavos de ese morbo.

¿PRESOS DEL SEXO O LIBRES EN EL SEXO?

Muchas fantasías sexuales de dependencia sexual no significan dependencia emocional o mental, pero otras sí. Y esto has de aprender a identificarlo dentro de ti; es tu responsabilidad como ser humano.

El hecho de que te guste lo que te gusta (sentir unión mientras haces el amor, hacer sexo, dominar o ser dominado sexualmente, estar al lado de tu pareja, hacer el pino o el salto del tigre...) es la cosa más natural del mundo en tanto que es consecuencia de tu propia naturaleza como ser humano: las personas tenemos deseos que podemos satisfacer o no, pero están ahí para algo. Y a efectos de motivación interna cada cual tiene sus deseos; no hay deseos más nobles que otros, salvo que lo veamos desde un punto de vista cultural o moral: no es más digno desear el amor que desear travestirse. La base motivacional es la misma y tiene que ver con que lo desea quien tiene esa necesidad.

Socialmente, vemos que hay unas cosas más deleznables que otras: ¿es más noble besar una mejilla que una vagina? No tiene por qué, pero la percepción puede ser diferente debido al efecto de la educación y la moral, nada más.

Dicho esto, y siempre dentro del marco de la libre elección responsable, consciente y que no supone daño alguno para los demás –pues a un pederasta que fuerza a niños o a un hombre que viola a una mujer no los considero responsables, ni la situación en sí es libre para la víctima–, no hay mejores o peores deseos, lo importante es la carga energética que movilizan y la motivación que desencadenan. Por lo tanto, no realizar los propios deseos también conlleva un riesgo para la salud emocional y mental de la persona. Tus deseos te pertenecen, como tus cualidades como ser humano, y no puedes renunciar a ellos, pero tampoco eres esclavo de ellos.

Pensemos en un símil, la comida: imagina que tienes deseos de comer embutidos o pasteles. No hay en sí nada malo, salvo que te sienten mal por alguna razón y afecten tu salud física. ¿Quiero decir entonces que hacer mucho de lo que me gusta sexualmente me puede sentar mal? No. Lo puedo hacer todo lo que quiera, teniendo presente lo siguiente: lo enfermizo o no de una práctica sexual no está en la práctica en sí, sino en el uso consciente o no que de ella se haga. A un uso inconsciente propongo llamarle dependencia, en el sentido de que esa práctica te maneja a ti en vez de tú a ella. Y muchas veces, bajo el aspecto de aparente libertad sexual o liberalidad, puedes estar escondiendo deseos frustrados que se expresan a modo de deseos sexuales cuando no lo son. Es el caso de las adicciones sexuales, que funcionan, a nivel psicológico, como cualquier otra adicción (juego, drogas, alcohol, o el reciente bautizado síndrome de adicción al trabajo). En estos casos no elegimos, sino que tapamos con el sexo algún problema personal que no reconocemos, ésta es la diferencia entre sexualidad libre y dependencia sexual.

Cuando suceden estas situaciones solemos sentirnos fuera de control, es decir, no puede haber un segundo sin que podamos prescindir de hacer sexo o realizar tal o cual práctica sexual.

Un caso de adicción sexual

Fernando tiene 24 años y dice que se siente vivo cada vez que mantiene relaciones sexuales. Es más, su trabajo le aburre, no tiene grandes amigos, no sale salvo para mantener contactos sexuales, no tiene vida familiar, aunque tiene novia, y dice que la única salida que él se permite es mantener muchas relacio-

nes sexuales en un mismo día. Lo que al principio era una vez a la semana ahora se ha convertido en varias veces cada día: busca y tiene sexo en la oficina, a
la hora de la comida, hasta establece citas en lugares públicos y coches. Siente que no puede pararlo y lo que suele expresar es que "se lo pide el cuerpo".

Su novia no sabe nada –aunque practican el sexo con frecuencia– y él
empieza a estar preocupado, porque este tema se le está escapando de las
manos.

Pero además de este tipo de adicciones sexuales puede haber otro tipo de dependencia sexual con una persona en concreto con la que estamos "enganchados". No sé si te ha pasado
algo como esto:

Cuando estar enganchado de alguien es una obsesión

María no podía dejar de pensar en Carlos, noche y día. Desde que se encontra-
ron la primera vez, se dio cuenta de que en su vida no había sentido nada parecido. Carlos la sabía subir a las nubes en cuestión de segundos. Era como si
él conociera cada palmo de su cuerpo y lo que María percibía eran vibraciones
mantenidas. Podía llegar a tener quince orgasmos en una tarde. Según ella,
cuando le veía se excitaba *ipso facto*. La tenía como dominada y era tal la idea
de placer y cercanía que sentía hacia él que no podía sacárselo de la cabeza.

Cuando decimos que alguien nos hace sentir como nunca
o cuando no podemos dejar de pensar en ese alguien socialmente, decimos "que estamos enganchados", como queriendo
decir que nuestra atención sólo tiene un objeto obsesionante,
único. A veces, al inicio de una relación, este tipo de síntomas
pueden aparecer, pero que lleguen a obnubilarnos (y se erijan
en el centro de la vida sin aparente freno) puede ser suficiente para que empecemos a pensar que, más allá del enganche
sexual, hay algún otro tipo de dependencia personal. Mi propuesta es que cuando no somos capaces manejar estas situa-

ciones podemos sospechar que están sustituyendo algún problema personal que no hemos resuelto y el sexo es la tapadera.

Por ejemplo: en el caso primero, Fernando puede sentir un
desencanto por la vida en general que no está teniendo en cuenta, y ello le hace recurrir al sexo para compensar que no tiene ni
idea de lo que hacer con su vida. Y en el caso de María, la dependencia sexual de Carlos puede esconder necesidad de ser
aceptada, ya que –aunque parezca lo contrario– no se acepta a
sí misma, o recurre al placer para evadirse de responsabilidades o del miedo a la soledad. No es mi objetivo analizar los
casos en profundidad en este momento, sino proponer que
las adicciones sexuales tapan por lo general otras necesidades
y carencias personales que nos hace daño reconocer.

Y finalmente existen otras sutiles maneras de dependencia
que tienen que ver con el sexo, aunque no sean específicamente adicciones. Pero que sean más sutiles no significa que no
existan, y además siguen el mismo esquema de las demás dependencias, sólo que a un nivel más inconsciente. Me refiero a
la huida, a negarse a aceptar los propios deseos o las propias
realidades tal como:

• Un hombre o una mujer que están con una pareja a la que
  no desean ni sexual ni personalmente. Pero mantienen la
  inercia de la relación por temor al qué dirán, por temor a
  quedarse sin dinero o por comodidad («Ya estamos tan acostumbrados...»).

• Un señor o una señora que siempre fueron heterosexuales, pero empiezan a sentir que les gustan las personas de su
  mismo sexo. Sin embargo, por temor al rechazo social, re-
  primen ese sentimiento, o ni siquiera lo llegan a reconocer.

• Un chico o una chica que quieren mantener relaciones sexuales con alguien, pero no se lo permiten porque piensan
  que el sexo es bajo, un vicio o algo perverso.

Tales ejemplos pueden llegar a tener repercusiones psicológicas importantes. Y la causa puede ser que las personas saben lo que desean, pero no lo llegan a hacer realidad nunca, aun a riesgo de su propia salud emocional y mental. Desde mi punto de vista son mecanismos de huida y de falta de ejecución del derecho y la responsabilidad de la libre elección. No sé si has escuchado alguna vez la frase que dice que «Los mayores y las mayores prostitutas se encuentran dentro del matrimonio», lo cual no tiene por qué ser cierto, pero ilustra ese tipo de situaciones en las que las parejas se aguantan y mantienen en el tiempo con intereses varios (económicos, sociales o familiares –con la razón de decir que es por el bien de los hijos–), pero no existe en esa unión algo verdadero o no lo reconocen (ya sea la atracción sexual o el amor).

El chiste del matrimonio de ancianos que quieren divorciarse

Un señor y una señora de 95 años van al juzgado para divorciarse diciendo que hacía tiempo que querían hacerlo, y el letrado, sorprendido de que no se hubieran divorciado antes si así lo deseaban, les pregunta:

–¿Y por qué han tardado ustedes tanto en tomar esta decisión? ¿Por qué no se divorciaron antes?

Y el anciano contesta:

–Es que estábamos esperando a que nuestros hijos... se murieran.

CONCLUSIONES SOBRE LOS DESEOS SEXUALES

1. El deseo pone de manifiesto que hay dentro de ti cosas que te atraen, La atracción es un tipo de fuerza motivacional de enorme valor biológico y adaptativo.

2. No podemos –por definición– renunciar a lo que nos atrae, porque ello implicaría renunciar a una parte fundamental de la vida. Si censuramos el deseo, limitamos o cancelamos (por un aparente decreto ley) la expresión de nosotros mismos. Los deseos no son nuestros enemigos. Nos apoyan en descubrirnos cómo somos y qué queremos hacer. Y la propia salud física, emocional y mental está en juego.

3. Algunas religiones y preceptos morales hablan de los peligros de los deseos. Pero éste es sólo un punto de vista, el moral, de estas instituciones. Hay otros puntos de vista, y éstos no son ni mejores ni peores; son diferentes.

4. Mi punto de vista psicológico (y creo que compartido por estudios) es que los deseos no son ningún enemigo ni ningún peligro, y que la realización de los mismos es parte de llegar a ser humanos saludables. Salvo cuando el deseo se convierte en dependencia y no puede manejarse.

5. Cuando no conseguimos lo que deseamos, suele desencadenarse en nosotros la emoción de la frustración. Es importante reconocerla, bien para seguir adelante a pesar de ella, bien para desarrollar la habilidad emocional de la tolerancia a la frustración. La tolerancia a la frustración y la demora de la gratificación (habilidad para postergar el resultado o la consecución de algo) son dos competencias emocionales que suelen escasear mucho en nuestro modelo cultural.[3] Este modelo cultural tiende más bien a creer que si no se logra lo que se quiere ya, inmediatamente, algo está fallando. Y esto no tiene por qué ser así. Es sólo una creencia más.

---

3. Véase Goleman (1997).

5. AMOR Y SEXUALIDAD: ¿TIENEN QUE VER?

Tenía ganas de llegar a este capítulo porque hace rato que me ronda en la cabeza el verbo mentir. En nombre del amor se han hecho tantas barrabasadas y se han generado tantas confusiones que no puedo menos que conjugar el verbo mentir. Pero quiero aclarar mi concepto de mentira. Habrá lectores que piensen que sólo hacen sexo a través de los ojos del amor y que a través del deseo que llaman amor no es posible ningún engaño. En este caso, entiendo que para ellos no es ninguna mentira lo que hacen. Ruego que se entienda que llamo mentira a la traición que podemos hacernos a nosotros mismos como personas, a veces de forma inconsciente, quien la sienta como tal.

Y es que cuando, por ejemplo, digo que estoy enamorado de alguien, pero lo que me interesa es sólo su cuerpo, estoy mintiendo, y también estoy mintiendo si estoy con alguien por miedo a estar solo cuando ese alguien no te gusta demasiado.[1] Por lo tanto, muchas veces, desde esta perspectiva, en cuestiones de amor...

Yo miento
Tú mientes
Él miente

1. Y atención, porque no se trata de que, cuando veamos que nos mentimos a nosotros mismos, enseguida lo cambiemos. No. Se trata de hacer consciente la mentira, para seguir eligiéndola o no.

Nosotros mentimos
Vosotros mentís
Ellos mienten

Para ilustrar el concepto de mentira propongo repasar una serie de creencias que arrastramos culturalmente y que considero que son causa de presiones emocionales y confusión, y que pueden originar incongruencias entre los seres humanos. Las llamaré mentiras, pero no olvidemos que están disfrazadas de creencias. Vayamos de una en una.

MENTIRA 1. ¿POR QUÉ LO LLAMAN HACER EL AMOR CUANDO SE TRATA DE HACER SEXO?

La respuesta es... porque,[2] si le llamamos sexo, con la moral hemos topado. Nuestra cultura vive de espaldas al placer –y al sexo como medio de placer– y cree que viviendo de esta forma la tentación desaparece, lo cual ya sabemos que es mentira. Nunca desaparece nada que se intenta ocultar; al contrario, eso que tratamos de ocultar vuelve en forma de obsesión. Decía Oscar Wilde[3] al respecto: «La mejor manera de evitar una tentación es entregarse a ella». Eso es lo que él decía. Lo cual es todo lo contrario de lo que ciertas religiones recomiendan. Y tú, ¿qué dices?

Yo digo que –llamando "hacer el amor" a lo que uno siente que es hacer sexo simple y llanamente– se está embelleciendo moralmente el sexo (porque a veces hablamos del amor como ideal puro y asexuado) y caemos en la trampa de hacer del sexo un hecho que, si se ha de embellecer o disfrazar, es por-

2. Esto es sólo una posible explicación, y cada cual puede pensar la suya.
3. Escritor y dramaturgo británico.

que, en el fondo, se está juzgando curiosamente de malo o perjudicial. Si no, ¿por qué se habría de embellecer o "elevar" llamándole amor? ¿Es más elevado amar que tener sexo? Todo depende de tu evolución como ser humano, de tus aspiraciones y tus prioridades, de tu experiencia y del momento en el que te encuentras. Pero, desde luego, si buscas el amor como modo de desprestigiar o envilecer el sexo o de deshacerte de éste, observa que lo censuras, lo incriminas o te inquieta más de lo que crees.

Pues el sexo no es en sí malo ni perjudicial, ni es sucio ni bajo. El sexo es, existe, está. Y psicológicamente lo malo es no reconocer que existe y está ahí. Lo perjudicial es el uso –o falta de uso– que pueda darle un ser humano en concreto. Pero en sí no es nada peligroso: ¿o son peligrosos los genitales por el hecho de ser lo que son?

Aun así, esto no excluye que, para quien crea en el amor como criterio para relacionarse con otros seres humanos, haya personas que sienten que, cada vez que hacen sexo, están haciendo el amor. Por lo tanto, practicar el sexo o hacer el amor son cuestiones mentales más que sexuales. Tú eliges. Quien siente lo que siente eres tú. Ya lo sabes.

MENTIRA 2. CUANDO AMAS A ALGUIEN NO TE GUSTA NADIE MÁS

¿Y qué tiene que ver una cosa con la otra? A quienes creen firmemente que el amor exclusivo es el motivo básico por el que están sexualmente con alguien no tengo nada que decirles, y de hecho hay personas que afirman que, cuando están enamoradas, no les gusta nadie más. De todas formas, estas personas no deberían creer que sus parejas tienen que sentir lo mismo en nombre del amor. Pero más allá de ello mi propuesta es que hay personas –existen también– que:

1. Pueden sentir atracción por alguien sin que ello signifique que han dejado de amar a la persona con quien están.
2. Ahora bien, otra cosa es que realmente te fijes en otros como consecuencia de la falta de atracción con la persona con quien estás. Sólo tú sabes si te estás mintiendo.
3. Puede suceder también que estés con quien estás sin nunca fijarte en nadie más y a eso lo llames amor.
4. Puede suceder que te gusten muchas personas sexualmente y que sientas que no ames a nadie. No es ningún problema psicológico ni ningún trastorno del carácter. El problema aparece si te comparas con otros o envidias la situación de alguien.

Y habría muchas opciones más. Porque el amor no es ninguna obligación, sino una experiencia y un descubrimiento. Y las manifestaciones del amor son infinitas. El sexo puede —o no— ser una de ellas.

El amor es una construcción psicológica más, está en la mente, no es algo objetivo, sino algo percibido, y tiene tantas acepciones como la sexualidad. Hay tantas lecturas del amor como seres humanos, sólo que también hay quienes creen que su concepto del amor es el que vale por encima de otros: muchas instituciones religiosas o morales creen que el amor es lo que ellas dicen, pero lo que ellas dicen sólo es eso, lo que ellas dicen. El amor es un tipo de creencia como lo es la solidaridad, la paz o la justicia. Pero no todos tenemos las mismas concepciones y menos aún las mismas vivencias del amor.

En cuestiones de amor —como en otros ámbitos de la vida—, cada uno ve lo que quiere ver. El problema está en suponer que todos vemos lo mismo cuando usamos la misma palabra: amor.

Creer en aquello a lo que tú llames amor es perfecto. Desde mi experiencia profesional, el problema no está en la idea de amor que tú tengas, sino en pretender que todo el mundo tenga la misma idea que tú sobre el amor y que la presupongas o la exijas. Así pues, tú puedes creer que si amas a alguien ello implica seguro que no tienes deseos sexuales hacia nadie más. Está bien para ti. Pero hay también personas que creen que aman a alguien y, al mismo tiempo, desean sexualmente a otros. Quizás tú dirás entonces que eso no es amor, que esas personas se están engañando. Y te faltaría algo de humildad para decir mejor que eso no es amor para ti, pero sí lo es para el otro.

El problema es que el inconsciente no suele actuar con esta neutralidad, sino que crea enemigos y chantajes antes de reconocer que los seres humanos somos diferentes. Y ya tenemos el conflicto armado. Veámoslo:

MENTIRA 3. CUANDO EL AMOR
SE CONVIERTE EN CHANTAJE EMOCIONAL

Unos ejemplos para situarnos:

Lo que una pareja se dice usando como tapadera el amor

Él o ella: Siento que si no hacemos el amor más frecuentemente es que ya no me quieres.
   Ella o él: Pues yo creo que si miras a otro/a es que no me quieres tú.

(Y esta conversación puede seguir infinitamente. Como si de un partido de tenis se tratara..., se pasan la pelota sin abordar los verdaderos problemas que hay detrás.)

Y otros tipos de chantajes

- Si no me saluda, es que no le gusto.
- Si no me mira, es que no me quiere.
- Si no me compra el regalo que me hace tanta ilusión, es que ya no me quiere como antes.
- Si no salimos de vacaciones, es que ya no le excito.
- Si no me complace en la cama, es que ya no me ama.

Claro que en estos casos siempre existe la posibilidad –es una de ellas– de que lo que el otro hace sea un síntoma de falta de amor, pero no tiene por qué ser así en todos los casos. Y además hablar en nombre del amor es como no decir nada: parece que si no amamos hemos violado el sentido fundamental de estar juntos, cuando de lo que se trata es de centrarnos en el auténtico problema que se está expresando.

Si, como en el primer ejemplo, tu pareja te dice: «Si no hacemos el amor, es que ya no me quieres», tu primera reacción podría ser quitarle esa idea de la cabeza, negándolo («No, no, no es eso, sino...» para evitarle el daño que creemos pueda sentir) o defendiéndote («Pues anda que tú...»). Pero podemos reconocer que hacemos el amor menos que antes y que estamos en crisis personal. ¿Por qué tenemos reparo en reconocer las crisis de amor si decimos que ya no queremos a la otra persona? ¿No es también una prueba de amor decir la verdad? Y seguimos:

–*Siento que si no hacemos el amor más frecuentemente, es que ya no me quieres.*

–*(Sin defenderse.) Pues no sé qué pasa, pero creo que no tiene que ver contigo; soy yo, no sé qué me pasa.*

–*Vaya, ¿hay otra persona?*

–*No, no se trata de eso.*

–¿De qué entonces?
–De que no me gusta ni mi trabajo, ni lo que hago, y eso me está afectando en la relación contigo.
–Pero, entonces, yo...
–Te pido que dejes que me aclare...

Al hablar en nombre del amor («Me amas cuando haces tal cosa» o «Ya no me amas si haces tal otra») producimos una interferencia que impide abordar los verdaderos temas de fondo: podemos sentirnos ofendidos o no, como indica el siguiente diálogo, donde no hay comprensión entre los miembros de la pareja, y la conversación se aleja del fondo auténtico de las cosas:

–Siento que si no hacemos el amor más frecuentemente, es que ya no me quieres.
–Efectivamente, me estoy dando cuenta de ello ahora que me lo dices y quería hablarlo contigo (ofensa percibida y actitud defensiva).
–Entonces, dejamos lo nuestro, ¿no?
–Vale, lo dejamos (resentimiento y venganza).

Aunque cabría una alternativa diferente, sin sentirse *ofendido*:

–Siento que si no hacemos el amor más frecuentemente, es que ya no me quieres.
–No es que no te quiera, pero ahora que me lo dices me estoy dando cuenta de que algo pasa y quería hablarlo contigo.
–Vayamos a un terapeuta.
–Vale, lo podemos intentar.

Precisamente para mí ése sería otro concepto del amor: la autenticidad con uno mismo ante los demás, sin pensar tanto en el amor como algo que no le estoy dando al otro pero debería darle. El amor es la conclusión y no sirve para llegar a acuerdos. Hablar de amor en estos casos es una manera de empeorar la situación. Pero abordar los detalles de la falta de unión o las diferencias entre ambos miembros de la pareja –que son los aspectos concretos del problema– puede ayudar a cambiar las cosas.

A veces el síntoma sexual indica falta de amor directamente y se produce la separación de los amantes, algo tan temido y sufrido por quienes hemos vivido el apego de haber estado enamorados. Y a veces se remontan las situaciones a través de la comunicación auténtica y la comprensión.

Puede ser que pienses que es muy duro y que supone una falta de respeto para el otro hablar con autenticidad y sin mentiras en una pareja, pero si es así, es tu verdad. Lo que pasa es que la claridad en algunas relaciones choca con la exclusividad que suele haber entre las parejas monogámicas, que confunden el estar juntos con el poseerse o ser exclusivos el uno del otro.[4]

No creo que el amor sea una obligación, sino una elección, y todo depende de cómo lo manejemos en la pareja. Y lamentablemente descuidamos el precioso acto de amor que representa decir la verdad de lo que hay, sin que ello signifique ruptura o dejar de estar juntos. Y si implica ruptura es un acto de amor reconocerla. Porque lo que se ha roto, a veces, es irreal unirlo.

Por eso digo que hablar de amor es una cortina de humo, a veces es la tentación a la que recurrimos para no enfrentar lo que ocurre en realidad, y eso precisamente sería una falta de amor más grande: no llegar a ver la verdad de los sentimientos de cada uno. ¿Cómo se le puede llamar amor a descuidar las verdades personales de cada uno? A lo mejor existen deseos

---

4.   Abordaré en detalle el tema de la posesión más adelante.

de mayor autonomía entre dos personas que están en pareja, necesidad de introducir en la vida compartida nuevos cambios, dedicarse cada cual a estar más con ellos mismos...

¿Vemos en estos casos que no es cuestión de amor? El problema no está en usar la palabra amor a modo de chantaje, porque cada cual tiene su idea propia del amor. Y ello no excluye que coincidir en la misma idea de amor hace que las relaciones puedan avanzar.

En los casos abordados es probable que hablemos en nombre del amor como si se tratara de un dios. Y el punto de vista radical de este planteamiento se da cuando se utiliza "amor" para decir otras cosas, a veces exactamente lo contrario de lo que sentimos o queremos. Veamos:

–Cariño, te quiero tanto que he pensado que nos vayamos solos este fin de semana juntos. (Cuando la verdadera intención es tener relaciones sexuales. Aquí se utiliza como cebo el amor.)

–Te amo profundamente, me haces sentirme un hombre a tu lado. (En vez de decir: «Eres quien me pone a cien y quiero verte ahora mismo».)

–Hacemos el amor porque te quiero. (Cuando la verdad puede ser: «Hace tiempo que tenemos problemas como pareja, pero el sexo me hace creer que el problema no existe.)

MENTIRA 4. EL SEXO SIN AMOR
ES VACÍO O ES MALO

Pensar que para todos esto es así, sería un error. Pues nuevamente habrá quienes:

- Consideren que el sexo sin amor es vacío, dura poco y es perecedero.
- Consideren que el sexo es lo único que vale, que el amor no existe o que es un invento de la represión sexual.
- Consideren que hay tanto relaciones puramente sexuales como relaciones con amor.

El sexo no necesita estar lleno de amor para ejercitarlo. Y el amor tampoco tiene por qué necesitar del sexo para sentirlo. A veces el sexo está lleno, sólo, de sexo. Y el amor de amor. Quizás a algunos les sabe a poco que el sexo sólo esté relleno de sexo, pues es una alternativa más, pero no exclusiva, como lo son las demás que hemos detallado más arriba.

La unión de sexo y amor depende de que esté en la cabeza de quien lo siente y del acuerdo entre las personas, pero que sexo y amor no vayan unidos no es ningún problema ni ningún síntoma de enfermedad mental. Ni de perversión o vicio. No es un desgraciado quien no siente amor al tener relaciones sexuales. Como no lo es quien ama al hacer el amor. La desgracia la da la comparación y el querer someternos a un único esquema. No tenemos por qué tener todos el mismo concepto sobre un tema y no tenemos por qué disfrutar todos con lo mismo.

Considero que esto son formas del estereotipo sexual que hemos analizado en los primeros capítulos del libro: la idea monogámica de familia, el considerar la pareja como el lugar auténtico del amor en nuestra cultura –lo cual no es así en todos los casos– y la tendencia a la idealización del amor.[5]

---

5. Idealización aquí quiere decir que inconscientemente he de conseguir algo más allá de mi propia realidad porque siento un vacío dentro de mí y creo que algo más sublime que lo que tengo me lo va a dar.

Los cuentos de hadas son un fiel exponente de las ideas que hemos vivido sobre el amor. A continuación cito trozos representativos para situar lo que quiero decir.

Del cuento Blancanieves y los siete enanitos
(una de las múltiples versiones del mismo)

Entonces el príncipe, al ver a la princesa, supo que ella era la mujer de su vida. La besó y ella despertó de un profundo sueño. El príncipe la tomó en sus brazos, la condujo a su caballo y partieron felices para siempre.

Del cuento de La Cenicienta

Cuando la Cenicienta introdujo el pie en el zapato, el príncipe dijo:
    –Es ella, me lo decía el corazón...
    Y ambos se fueron a palacio, donde pasaron el resto de sus días juntos.

Mi hipótesis es que tenemos hasta en los propios genes, en la mente y en lo más profundo de nuestra conciencia una determinada idea del amor que poco tiene que ver con la realidad, pues no existen modelos puros en la vida. La idealización del amor de la que hablo es como sigue (he señalado en negrita las falsas creencias en las cuales se afianza esta idea del amor):

- **El amor es entre dos.** Tres, mal rollo, es un trío, y más de cuatro, o es una familia o puede tener connotaciones de orgía, y eso ya no se consideraría amor.
- **El amor es entre hombre y mujer** (modelo heterosexual imperante). Hasta hace muy poco el amor entre personas del mismo sexo se consideraba un vicio, una enfermedad o un síntoma de perversión.

- **El amor dura para toda la vida. Si no, no es amor.** O sea –si somos fieles a esta idea–, habríamos de pensar que quienes se han separado tras veinte años de estar juntos han tenido que engañarse porque, como lo suyo no ha durado toda la vida, no era amor.[6]
- **Lo que da la felicidad es la perdurabilidad.** Lo que no dura no es amor.

Si nos dejáramos esclavizar por estas creencias, entonces no sería amor nada de lo siguiente: que el amor está en todas partes; en los grupos, en las calles, en los médicos que apoyan a personas del Tercer Mundo, en los misioneros que cuidan de damnificados, en un gesto, en un palabra, en una mínima expresión o la compañía de un viaje en tren.

Si somos literales y seguimos al pie de la letra esa idealización –que sugiero tenemos en la cabeza como idea única del amor y que es causa de sufrimiento cuando no lo logramos–, entonces casi ninguna relación entre seres humanos sería amorosa, dado que, si no perdura, no es amor. En las sesiones de terapia muchas parejas sufren de frustración porque querrían haber alargado la relación y no lo han conseguido. Pero es que las rupturas son partes intrínsecas de la vida y el problema está en no aceptarlas como lo que son, una parte más de nuestra existencia. El sufrimiento, entonces, no lo produce la ruptura en sí, sino el resistirnos a ella.

También hay casos como éstos:

---

6. En mi consulta he recibido parejas que pensaban que, como su relación había terminado tras quince o veinte años, lo que había sucedido en esos años era un engaño... O sea que lo que no dura es mentira. ¿Es la vida una mentira porque no somos eternos? Bueno, Calderón de la Barca así lo sugería...

- Personas que sienten que está rota la relación desde hace tiempo, pero que, en nombre de ese amor ideal (porque se casaron bajo la idea –no elegida– de que era para toda la vida), no se atreven a romper porque se sienten culpables. Perciben –aunque no sea real– que algo malo han debido hacer para que hayan llegado a esa situación. Y efectivamente, a veces se han hecho cosas que han causado la ruptura y pueden repararse, pero otras veces no. Y la solución está en aceptar que se acabó, cuando así lo deciden.
- Personas que, por miedo a estar solas, están con alguien, aunque no les gusta esa persona ni la aman.
- Y hay quienes están felices porque aman para toda la vida, no sienten frustración y aprovechan las crisis para superar todos los obstáculos y los transforman.

La perdurabilidad es una elección y no una obligación ni una característica intrínseca del amor. Es intrínseca para quienes así lo consideran, pero no para quienes no viven así el amor o para quienes no valoran la perdurabilidad. Sin embargo, hay personas que consideran que lo que no dura no es amor, y para ellas se trata de una experiencia diferente. Lo que no dura también vale si así lo crees, si te satisface en sí mismo y representa tu punto de vista y está acorde con lo que sientes.

Por lo tanto:

- Puede haber amor aunque no dure.
- No es más auténtico un amor largo que uno corto. La autenticidad la da la verdad y el corazón que pones en lo que amas, no la durabilidad.
- El sexo sin amor no es algo despreciable, es sexo. Existe como tal. Puedes buscarlo sin querer nada más –no hay nada psicológicamente peligroso en ello– o como parte de otra cosa. Pero atención a los autoengaños. No conviertas lo que es una cosa en otra: el hecho de buscar sexo por

sexo sin implicar amor es lo que es. Tener como objetivo buscar y tener relaciones sexuales sin más es una opción como cualquier otra. No tienes que "embellecerla" hablando de amor para evitar avergonzarte por ser frívolo o superficial.

- La superficialidad la da la falta de implicación. Si te implicas en ello, sé congruente con lo que quieres. Y delimita entre implicación y dependencia sexual.

- No es más profundo o humano buscar amor que buscar sexo. Ambos son dos actos de humanidad. Lo profundo viene de tu autenticidad y tiene que ver con que actúes, en la medida de lo posible, desde tu integridad, tu autocuidado y tu placer, y todo ello respetarlo igualmente en los demás.

- Si buscas amor, ama. Y puede que el sexo sea o no una manifestación de tu amor. Ama con tu alma, implicándote en ello, y que cada acto que hagas lo inundes de ese amor.

- El amor puede o no formar parte de cualquier combinación de elementos. Es libre y proviene de la libre elección.

- Una manifestación del amor es la propia verdad. Si no te mientes, puedes amarte más en el sentido de aceptarte como eres y reconocer cuáles son tus verdaderas necesidades para proveértelas, expresarlas a los demás o buscar medios para satisfacerlas, desde la sinceridad contigo mismo.

MENTIRA 5. LA CAUSA DE LA INSATISFACCIÓN SEXUAL ES LA FALTA DE AMOR

Nuevamente con la moral hemos topado. Parece que el amor en esta creencia es como el alcohol en medicina, o sea, un compuesto aséptico que sirve para esterilizar y desinfectar. Como queriendo decir que si hay amor todos los demás problemas dejan de existir, que el amor es la garantía del éxito en la vida.

Y yo sería partidario de esa creencia si acaso entendemos amor como no tener reparos de conectar con la realidad. Desde mi punto de vista, no sólo de amor vive el hombre. El amor no es ningún poderoso antídoto que lo sane todo, porque, como he planteado, en muchas ocasiones es un lavado de cara de situaciones que se mantienen por el mero hecho de que conviene mantenerlas, por razones diferentes al amor, y entonces el amor es la tapadera.

No podemos hablar de una exclusiva causa de insatisfacción sexual. La realidad es variopinta, diversa, no existe una única causa, sino diferentes y aplicadas a cada caso específicamente. Yo hablaría de satisfacciones o insatisfacciones sexuales, en plural, porque pueden suceder estas cosas, entre otras:

• Que haya personas que no aman o no se sienten amadas y tienen satisfacción sexual.
• Que haya personas que no se sienten amadas, se sientan insatisfechas por ello y el sexo sea un pantalla más de su insatisfacción.
• Que haya personas que amen locamente y tengan poca satisfacción sexual.
• Que haya personas con mucha satisfacción sexual y no tengan ni idea (o no les preocupa) lo que es el amor.
• Que haya personas que amen locamente y estén plenamente satisfechas sexualmente.

Veamos algunos casos ilustrativos de esta pluralidad de situaciones:

- Juan es pareja de Verónica desde hace diez años, y ha llegado un punto en el que ambos reconocen que no se aman, pero han decidido mantener la relación. Entre otras cosas, disfrutan del sexo plenamente y, después de tanto tiempo, se siguen atrayendo sexualmente como el primer día.
- Isidro está con Marcelo, pero no se siente satisfecho sexualmente con él. Ambos han hablado reiteradamente del tema, y aunque Marcelo se esfuerza por complacerle, Isidro no acaba de sentirse satisfecho. Sin embargo, dicen que se aman locamente y quieren estar toda la vida juntos.
- Carmen es religiosa, y no dice que le preocupe su satisfacción sexual. Habla de que el sexo está en todas partes y que no tiene que ver con los genitales. Dice que su entrega a los demás es un profundo acto de amor que la colma totalmente sin necesidad de sexualidad.
- Rosa es una chica con una importante actividad sexual. Dice que el sexo es un medio de relación y disfruta de él como disfruta de una buena conversación. Al preguntarle sobre el amor, dice que no lo necesita, que se siente realizada con cómo se siente y es.
- Pedro está mal consigo mismo, tiene problemas para relacionarse con la gente y eso le lleva a alejarse de las relaciones sexuales. Dice que, como está mal, su sexualidad tiene que ir mal.
- Dolores y Dionisio se aman desde hace años y sienten que el sexo es la pantalla y el termómetro de su bienestar como pareja. Aunque pasan algún que otro momento de insatisfacción sexual, siempre consiguen remontarlo y recuperan esa satisfacción gracias a su comunicación, según ellos.

Es decir, cada cual tiene su propia película mental y el recurso del amor o del sexo es diferente en cada caso. Propongo que no hay absolutos en el amor. El amor no tiene por qué significar que se ha de tener una plena satisfacción sexual como consecuencia directa de que exista. Eso es una asociación que no es aplicable a todos los casos, pero algunas personas la tienen dentro de su cabeza y se martirizan con esa creencia: «Si amo, eso se tiene que notar en el sexo con mi pareja», lo cual equivaldría a pensar que «Si tengo problemas sexuales, es que no amo» (y volveríamos a entrar en el círculo vicioso de ver una causa donde no está). Éste es un discurso lineal, falso, es una ecuación que no tiene por qué ser real.

El amor no garantiza que seamos parejas sexuales estupendas, ni ser parejas sexuales estupendas implica o exige que amemos.

El amor es una alternativa más, que a veces coincide con el sexo y a veces no. Y quienes siempre viven el amor y el sexo como un binomio inseparable no deben olvidar que esta perspectiva es una más, pero no la única, a través de la cual pueden verse las relaciones sexuales.

CUANDO AMOR Y SEXO COINCIDEN

Observa estos casos:

- Gerardo y Mercedes llevan toda la vida juntos y en cada crisis renuevan las ganas de seguir adelante y de excitarse mutuamente. Sienten que el sexo es una aventura apasionante que les une y confirma el amor que sienten el uno por el otro.
- Beatriz y Carmen se conocieron a los 20 años y llevan diez años en pareja. Nunca han buscado el sexo fuera de su pareja y dicen que cada día se quieren más.

A algunas personas sus experiencias les llevan a buscar y sentir en una misma persona el amor y el sexo, y esa situación perdura en el tiempo. Dicen que aman y se sienten amados por su pareja y, al mismo tiempo, su sexualidad es una continuidad de ese amor que dicen sentir.

Como experiencia subjetiva, el amor en estos casos es un vínculo que traspasa dificultades y renueva cada etapa confirmando que la relación sigue entre ambas personas con energías renovadas y voluntad de continuidad. No es ni el mejor de los modelos ni la panacea de la evolución humana, salvo para quien lo tenga, le suceda o lo busque y lo consiga. Este tipo de vínculos no está exento de crisis, ni los miembros de estas parejas perciben un camino sin fricciones. Más bien, las personas que viven este tipo de relaciones cuentan que las crisis pueden ser numerosas, pero las usan para crecer en madurez, en desarrollo personal y en autoconocimiento y conocimiento del otro. Y se suele hablar de fluidez, de compromiso renovado y de voluntad de continuidad, de que cada episodio de la relación es una oportunidad para hacer vigente el amor, y que ese amor hace que las relaciones sexuales sean más gozosas y excitantes aún.

Podríamos conjeturar que este tipo de relaciones abunda poco o que son unos afortunados quienes las tienen. O también habrá quien piense que en estas relaciones sus miembros se están autoengañando y que es imposible perdurar así demasiado tiempo. Pero como el amor es una creencia y, por ende, una experiencia, la coincidencia de amor y sexo es un sistema de vida que funciona a quienes están convencidos de que lo experimentan así, y así lo expresan, lo viven y lo manifiestan.

Quienes viven este tipo de vínculo experimentan (no es la única manera) la apertura a la propia vulnerabilidad en contacto con la otra persona, y el amor es la razón para traspasar los límites personales y crear un espacio de relación con entidad propia. Sienten que su relación repercute en otros aspectos de su vida y favorece su capacidad de concentración, de vivir permanentemente el presente y de valorar el compromiso, palabra que a veces puede asociarse a la idea de obligación, o de algo frío y calculador. Pero el compromiso no quiere decir que los miembros de ese vínculo hagan denodados esfuerzos por aparentar que están juntos o que se hipnoticen o sugestionen para creer que se aman. No están inventando nada artificial, sino que a ellos les fluye y les sirve la idea de la continuidad como una oportunidad personal para confirmar el deseo y la voluntad de seguir juntos. Es más, no se trata de algo que anuncien a los demás, sino de algo que les sale, que nace dentro de ellos: el vínculo goza de una transformación permanente que dota a la relación de un mecanismo de nutrición que se suele conseguir a través de la comunicación y la transparencia más profunda.

La clave del éxito de este tipo de relaciones está en la capacidad de evolución constante, pues no existen dos etapas iguales, ni las experiencias del uno y del otro son siempre confluyentes. No se trata de una unión estática, sino de un crecimiento dinámico que se alimenta de verdad personal, profunda entrega y decisión de seguir juntos, porque el deseo sexual, emocional, físico, mental y también espiritual son uno.

Cito la palabra espiritual porque en estas uniones se tienen experiencias de fusión (que no de dependencia) en las que los miembros de la pareja están unidos sin proponérselo, simplemente sucede... en el pulso de una atracción que traspasa la mente y el cuerpo y que atañe al alma. A veces quienes viven esta experiencia no saben ni por qué les está sucediendo lo que les acontece. Sencillamente gozan de esa experiencia sin grandes razones, compartiendo la sensación de flujo, de energía que está presente y que les envuelve, dejándose a su vez envolver por ella. Se trata de algo más allá del amor romántico. Es un estado que trasciende explicaciones racionales y que, para quienes creen en una dimensión espiritual, tiene que ver con la fusión con la naturaleza y el universo, y con la propia dedicación, con la entrega a los demás y con un continuo dar y recibir expansivo y creativo.

Es un espacio de congruencia en una relación que tiene explicaciones diversas, pero no lo expongo para concluir que todos deberíamos sentir eso. No. Sencillamente lo expongo porque también existe como tipo de vinculación y forma parte de esta hermosa realidad que está llena de matices y contenidos misteriosos.

Conclusiones sobre las relaciones entre sexualidad y amor

1. Identifica lo que es el amor para ti y cómo se combina o no con las relaciones sexuales.
2. Sé congruente con tu esquema, pero si esperas que las personas con las que te relaciones a ese nivel tengan la misma idea del amor o del sexo, prepárate para experimentar la más profunda decepción.
3. En cuestiones de amor, todos utilizamos la misma palabra –amor–, pero el significado que cada cual le da es bien diferente. Céntrate en los hechos y no tanto en las palabras cuando hables u oigas hablar en nombre del amor.
4. Observa cómo muchos problemas de culpabilidad o cómo muchos sentimientos de vergüenza por determinadas prácticas sexuales que realizas y te hacen sentir insatisfecho pueden tener que ver con que, en el fondo, el referente que está en tu cabeza es el modelo de amor idealizado que hemos descrito anteriormente. Y al compararte con ese modelo te sientes un bicho raro porque no eliges lo que el modelo prevé que deberías elegir. Es el modelo lo que puedes cuestionar en estos casos, hasta que llegues a consolidar tu propio modelo.
5. Ese concepto de amor idealizado es el que defienden la cultura y la moral (con propósitos determinados), pero tú pue-

des elegir el tuyo propio. El modelo cultural te ofrece esa alternativa, pero hay –como hemos visto– muchas más.

6. El amor es una elección para tener sexo, no una obligación.

7. Cuando amor y sexo se unen, propongo que es una experiencia que conecta con una dimensión de la vida apasionante. Yo lo llamaría fluir con la vida a través del amor a otra persona. Y ese fluir se nota porque no acaba ni empieza en el otro, sino en la expansión y la creatividad de la propia vida y la vida de los demás.

6. SEXO Y PAREJA,[1] ¿HABLAMOS?

En el capítulo 1 ya expuse un caso parecido a éste, sólo que esta vez se produce entre dos amigos de la facultad y no entre un padre y su hijo:

> –Oye, Raúl ¿te gusta tu novia?
> –Claro, tío, la quiero mucho.
> –Me refiero a si te atrae sexualmente.
> –¡Qué cosas dices! claro, ¿cómo no me va a gustar...?
> –¿Y disfrutas con ella en la cama?
> –Bueno, ¿a qué viene este interrogatorio?
> –Me preguntaba si la deseabas, eso es todo.
> –Pues es mi novia, ¿cómo no la voy a desear?
> –Vale, vale; perdona...

Quizás te pueda parecer lógico cómo contesta Raúl a las preguntas que le formula su amigo, pero justo quiero que veamos que a lo que le llamamos lógico –en este caso– sigue *una lógica determinada* y no todas las lógicas (la lógica de asociar sexo a pareja o entender que el lugar "más normal" para el que existe sexualidad es la pareja). Es más, propongo que las respuestas de Raúl no tienen que ver con las preguntas del interlocutor. Paso a paso esto sería:

---

1. Entenderé por pareja a secas la unión de dos personas que tiende a perdurar en el tiempo, si bien hay muchas variaciones al respecto.

- A la primera pregunta Raúl responde «Claro, tío, la quiero mucho» que para mí es como si me preguntan si me gusta el vino y digo: «Si, claro, es que tengo sed»; es decir, necesito justificar que me gusta el vino, tengo reparos en reconocer que sí, que me gusta sin necesidad de tener sed. Llevado esto al caso, propongo que Raúl lleva la pregunta de su amigo a un lugar concreto, al de que "por supuesto que le gusta su novia dado que la quiere". Pero ya sabemos que amor y atracción no tienen por qué equivaler. Es decir, que puedes querer a alguien y no gustarte, si bien a Raúl a lo mejor le gusta su novia por el hecho de quererla. O porque supone que ha de quererla porque la llama "mi novia".

- A la segunda pregunta de si le atrae sexualmente su novia Raúl parece aumentar su incomodidad cuando dice: «¡Qué cosas dices! ¿Cómo no me va a gustar?», como dando por supuesto que si es su novia le ha de gustar. Lo cual no tiene por qué ser así: hay gente a quienes no les gustan sus novios/as, pero están con ellos/as. O sea, que damos por supuesto nuevamente algo.

- A la última pregunta sobre si la desea, Raúl explica que claro, porque "es su novia". O sea que la explicación de que le guste es que es su pareja. Por lo tanto, a lo mejor –no lo sabemos, pero quiero indagar más al respecto– si no fuera su pareja no le gustaría. Parece que es importante, por lo tanto, que en el hecho de que diga que le gusta está implícito el que sea su novia. Mira qué curioso, a lo mejor llamas novio o novia a quien tienes al lado y resulta que ni te gusta ni sientes amor por esa persona, pero para ti es tu novio o novia o tu pareja, y así lo consideras.

Bien, ya tenemos una idea: hay personas que piensan que el mero hecho de que alguien sea su pareja es razón suficiente para que esa persona –que es su pareja– les guste sexualmente y, además, la amen. Yo creo que a veces es mucho suponer esto. Si es tu caso, fenomenal, pero creo que estar en pareja no garantiza que exista atracción sexual entre ambas personas, ya que la relación puede mantenerse por razones diferentes al hecho de que se gusten sexualmente (lo cual no es bueno ni malo, pero no tenemos por qué suponer siempre que la propia pareja te guste sexualmente, y menos aún que sientas amor hacia ella).

Puede haber muchas razones (aparte del sexo y el amor) que mantienen unidas a las parejas: realizar un proyecto de vida juntos, el compromiso de formar una familia, la idea de estar con esa persona para toda la vida... Y las fuentes de atracción entre los miembros de las parejas no tienen por qué basarse en lo sexual u amoroso, puesto que hay otros factores que llevan a las personas a unirse, como la atracción intelectual, la admiración, la posibilidad de comunicarse francamente, la diversión, el dinero, el tiempo que llevan juntas, el qué dirán si se separan, el amor ideal, el miedo a la soledad, el miedo a cambiar de entorno, la seguridad económica a largo plazo... Insisto en que ninguna razón es ni mejor ni peor que otra. El problema está en engañarnos a nosotros mismos cuando decimos que estamos con alguien porque nos gusta como persona, cuando la verdadera razón por la que nos gusta es por su dinero (o tal vez pueda ser una extraña inercia la que hace que permanezcamos a su lado). No es que yo crea mucho en las inercias, la verdad. Creo que tras la inercia siempre hay profundas razones que justifican por qué estamos con quien estamos.

La decisión de Julián

Julián tiene 44 años y le gusta Petra, una chica algo más joven que él, de 32, por la que se siente sexualmente atraído. Salen y entran semanalmente, pero Julián no acaba de sentirse seguro al lado de Petra. Ella no tiene trabajo fijo, y la ve como una chica cambiante, y aunque a su lado vibra de pasión, la idea de Julián es mantener una relación que dure toda la vida, que le dé estabilidad. Así que, cuando conoce a Sara, empieza a dudar. Sara le ofrece seguridad: tiene trabajo estable, es una mujer formal y responsable y, aunque sexualmente no le atrae demasiado y no disfruta en la cama como con Petra, siente que una relación a largo plazo como la que él quiere no puede basarse en el placer sexual.

Es la típica historia de elegir entre la persona fea (independientemente del sexo biológico de los personajes) pero inteligente o la guapa pero tonta, un estereotipo más de nuestra cultura, cuando placer y largo plazo no tienen por qué estar reñidos.

Además tenemos otro factor importante: cuando estamos con la misma pareja durante mucho tiempo puede suceder –aunque no a todo el mundo le sucede– que disminuya la atracción sexual y se acabe el deseo. Éste es un hecho muy frecuente entre quienes forman parejas, y no tenemos por qué alarmarnos al respecto ni creer que es algo enfermizo. Lo malo es no darse cuenta y disimularlo, creyendo que "ya pasará...", y que transcurran los años y nunca pase nada y que la falta de atracción siga ahí.

También sucede que hay personas que se unen a otras sin considerar el sexo como importante (creo que elegir pareja en base al atractivo sexual se niega, está mal visto culturalmente). Quizás algunos nos sentiríamos culpables si reconociéramos que estamos con alguien por el hecho de que está físicamente bien, pues reconocerlo equivale a ser frívolos o personas poco profundas, cuando no tiene por qué ser así.

La razón de este tipo de situaciones está en la vivencia de la sexualidad de nuestra cultura y nuestra educación: nos enseñan que debemos fijarnos en razones nobles[2] para unirnos

---

2.   Creo que lo noble o no noble tiene una razón de ser: nuestra cultura considera noble todo lo relativo a proteger la perpetuidad de las familias como instituciones básicas de estructura social; en cambio la idea de unirnos con otros sólo por el sexo no apoyaría la idea cultural de la familia, aspecto que ya hemos discutido en un capítulo anterior. Y eso sería considerado no noble.

en pareja (amor, afinidad, proyectos comunes...) y estas razones nobles son opuestas –cuando no tiene por qué– a razones
menos nobles (el sexo, el placer, la diversión). Pero esta división entre razones nobles y no nobles es arbitraria y cultural,
no tiene por qué encajar en nuestra elección de pareja. Por lo
tanto, podemos temer equivocarnos por admitir que es importante que mi pareja me guste sexualmente, pues lo que debería unirme es algo que va más allá del sexo, y el sexo es
algo bajo y superficial de cara a considerar si estoy con esa persona o no. Pero no hay nada malo en reconocer que así sea. Lo
bajo y lo superficial es creer precisamente que el sexo es un
criterio que no debe tenerse en cuenta. Otro tema sería si una
relación basada exclusivamente en la atracción sexual tiene
mucha perdurabilidad en el tiempo. Pero de nuevo la realidad
sorprende, pues existen casos en que el sexo ha mantenido unida a una pareja.

Por lo tanto, en aquellos casos en los que no consideramos el sexo como un elemento importante a la hora de estar
en pareja podemos fastidiar el invento.[3] Porque si no lo tenemos en cuenta luego puede llegar la decepción, la falta de
atracción o de deseo, y ello, a su vez, puede causar estragos y
problemas dentro de la pareja que podrían haberse previsto:
«No era lo que yo esperaba» (frustración), «No somos com-
patibles» (incompatibilidad sexual), «Me duele cuando me
penetra (dispareunia; véase capítulo 11), u otros como el siguiente caso.

---

3. Tan equivocado es no considerar el sexo como un elemento importante a la hora
de plantearse una relación, como tenerlo como criterio fundamental. En las posturas radicales se puede perder la perspectiva. El sexo, sencillamente, es un elemento más.

Cuando llegar virgen al matrimonio puede ser un error

Sandra creía firmemente en llegar virgen al matrimonio y se negó a mantener relaciones sexuales con su pareja hasta no estar oficialmente casada. Pero después de estar casados le resultó imposible hacer el amor con su marido porque él siempre ponía excusas: cuando no estaba dormido, no tenía ganas de mantener relaciones, estaba cansado o encontraba otras razones para no practicar el sexo con ella. Dos años más tarde él le confesó a ella que le atraían los chicos y se separaron.

El sexo entonces puede ser o no una razón para que las parejas estén unidas y también puede estar en la base de muchas separaciones o rupturas de las parejas. En cualquier caso, el sexo es un tema importante dentro de una pareja.

Y también sucede lo siguiente:

–Oye, ¿tienes relaciones sexuales?
–No, no tengo pareja.
–(O también): No, no tengo novio o novia.

Cuando la cuestión es: ¿qué tiene que ver que no tengas relaciones sexuales con que no tengas pareja ni novio o novia? Pero en la mente de quien responde parece que la condición para el sexo es estar emparejado o ennoviado. No lo juzgo ni critico, lo describo. Sólo que el sexo en pareja es una alternativa –una y no única– para tener sexo.

Parece que la pareja es importante en nuestra cultura, fundamental diría yo: miles de personas dicen que buscan pareja y no la encuentran, o si la encuentran no les dura; y si les dura, a veces no están contentos con ella.

Sufrimos por tenerla o por no tenerla, pero el caso es que la sexualidad con pareja o sin ella es otro tema que causa estragos: celos, envidia, cuernos, infidelidades..., porque la pareja, a veces, es un esquema que quizás asumimos sin estar muy convencidos, dejándonos llevar por la inercia de aceptar –sin elegir– lo que socialmente se espera de nosotros.

> Estar en pareja es una razón pero no una condición para mantener relaciones sexuales.

Mi orientación será la siguiente: ¿estamos en pareja por firme convencimiento?, ¿el sexo en pareja es el que queremos? En cuestiones de sexo, ¿me encuentro bien con mi pareja?

PAREJAS SEXUALES: ¿UNA O MÁS DE UNA?

¿Sabes que hay personas que...?:

- Están con una pareja.
- No están con ninguna pareja.
- Tienen varias parejas –con diferentes intensidades– a la vez.
- Tienen parejas diferentes por épocas diferentes.
- No tuvieron nunca pareja ni la tienen.
- A lo mejor nunca la tendrán.

No intento juzgar, sino describir: podemos criticar y decir que quienes tienen muchas parejas sexuales son seres humanos frívolos y/o promiscuos, que van de flor en flor, y que no se paran en ninguna. O podemos envidiarles: «¡Vaya suerte! ¡Qué bien se lo montan!» Y quizás podemos observar que no nos suscita nada especialmente. Te animo a sacar tus propias conclusiones observando si lo que haces y piensas lo haces desde tu punto de vista, el tuyo propio. Y siempre teniendo en cuenta que hay muchos otros puntos de vista.

¿Es "lo normal" estar con una pareja? Pues no, sólo es una posibilidad; además ya sabes que el concepto de normalidad es muy relativo. Sí podemos decir que es lo más frecuente en nuestra cultura, y además también es muy frecuente que quienes tienen más de una pareja lo escondan.

¿Es "lo correcto" socialmente estar con una pareja? Nuestra cultura es monogámica por antonomasia y tiene la expectativa de que haya familias, así que la respuesta a esta pregunta es sí, siempre teniendo en cuenta el contexto cultural.

¿Está bien, psicológicamente hablando, estar con más de una pareja? Depende de si eres o no congruente con tus creencias. En los países árabes existe la poligamia (un hombre puede estar casado con varias mujeres); en algunas tribus existe la poliandria (una mujer puede convivir con varios hombres); y conozco otras religiones o grupos que se forman en torno a ciertos gurús que eligen la poligamia como práctica de unión entre hombres y mujeres. Y a escondidas, ni te cuento: personas que mantienen una pareja oficial, pero tienen relaciones con otras (los llamados amantes, que, a efectos sexuales, los consideraré parejas también). Es en el sexo donde realmente existe la máxima pluralidad de tipos de parejas.

Pero estadísticamente hablando parece que buscar una sola pareja es la posibilidad más frecuente de cara a la galería en nuestra cultura y quizás también la más codiciada por muchas personas. Además, el deseo de una pareja para toda la vida puede ser una asignatura pendiente para quien no la tiene. En cambio, para otros, en la variación está el gusto.

Casos que son reales

- Marta y Eva llevan en pareja toda su vida y sólo mantienen relaciones sexuales entre ellas.
- Augusto y Clara se casaron tres veces entre ellos y tres veces se divorciaron. Entre las épocas de estar casados mantuvieron relaciones con otras personas.
- Antonio es un chico de pueblo. Tiene 30 años y es virgen todavía.
- Ana mantiene relaciones paralelas con Chema y Bernardo.
- Jesús y Marta son pareja, pero hacen intercambio de parejas de vez en cuando.
- Joaquín y Pedro son pareja y hacen algún trío cuando salen a tomar copas.
- Beatriz no tiene pareja, pero sueña cada día con tenerla. Se masturba pensando en su hombre ideal.

Plantear que la realidad sexual tiene múltiples posibilidades en cuanto a la organización de las parejas vuelve a chocar con una idea cultural muy arraigada: se considera legalmente que las parejas son uniones exclusivamente de dos personas. Y ello se remonta al origen de las familias y al concepto socioeconómico que las mantiene.

Desde este punto de vista considero que la pareja es el lugar oficializado en nuestra sociedad para mantener relaciones que involucran amor y sexo, relegándose el uso y disfrute de éstos al espacio privado de la pareja. Pero que sea oficialmente la manera de operar no quiere decir que no hay otras realidades. De hecho, el concepto de pareja ha evolucionado. Antes se consideraban parejas sólo a quienes estaban legalmente casados –éste es otro tema aparte, el del matrimonio–. Y de los que vivían en pareja sin estar casados se decía que vivían "juntados" o que tenían "un lío", y aún podemos escuchar este tipo de prejuicios, que tienen una explicación histórica: desde el modelo social imperante de pareja, cualquier variante de ésta

se consideraba un riesgo para el equilibrio social, y de ahí
que se criticara o se viera con malos ojos a quien no encajaba
en el patrón social establecido. En el fondo, podían suponer
un riesgo contra la estabilidad de la propia sociedad.

Y donde quizás más se ve que la pareja es sólo un concepto y nada más es en que existen muchos problemas de pareja
debidos al sexo fuera de ésta. Se supone que, al estar en pareja, todo se hace dentro de ella: trabajar para ella, tener hijos en
ella, salir y entrar con ella y, cómo no, tener sexo dentro de ella.
Y cuando deseamos tener relaciones sexuales fuera de la pareja volvemos a transgredir una poderosa norma social y percibimos –no tiene por qué ser real– que se rompe el compromiso
con quien decimos que estamos en pareja.

Por todo ello concluyo que la pareja tiene un peso enorme
en nuestra cultura, es toda una institución, y es objeto de atracciones y repulsiones: atracciones, porque quien no la tiene la
envidia quizás; y repulsiones, porque quien la tiene quizás ad-
vierte que no todo lo que siente lo puede realizar a través de su
pareja, entre otras cosas el sexo.

Las parejas viven bajo una creencia invisible pero patente,
una creencia que notamos pero que no sabemos que está y que
es la causa de muchos problemas para ambos miembros: *en mi
pareja he de encontrar todo lo que necesito, en esa persona
solamente, si no, lo que tengo no es pareja*, lo cual –a veces–
es una trampa mortal, porque ¿qué sucede cuando no encuentro todo lo que necesito en quien digo que es mi pareja? ¿Estoy
en un error? ¿Tengo algún defecto, o es mi pareja quien tiene
el defecto?

Cuando no te gusta sexualmente la persona con quien ele-
giste estar, o cuando tras varios meses o años no obtienes sexualmente lo que tenías antes, ¿qué sueles pensar?, ¿a qué lo
atribuyes? Claro, quizás puedes pensar que se acabó el amor
–lo cual es sólo una posibilidad, no la única–. Pero a veces si-

gues amando a esa persona, pero el sexo no funciona. ¿Cómo te lo explicas?

Particularmente no creo que la explicación sea que algún miembro de la pareja tenga defectos, sino que hay un error de fondo que es considerar que la pareja sirve para compensar todo lo que cada uno de los miembros necesita; es decir, la creencia inicial de que en la pareja encontraré todo lo que necesito en esta vida es en donde puede estar a veces el error.

No creo que tu pareja tenga ni pueda darte todo lo que necesitas; no podemos dar a nuestras parejas todo lo que necesitan. Pretender eso es una consecuencia del concepto cultural que todos tenemos en la cabeza, una creencia que te funciona en la medida en que así lo permites. Cuando se consigue, genial, pero si no lo conseguimos, podemos ver que existen alternativas. Y en cuestiones de sexo, así sucede.

Cuando el vecino te gusta más que tu pareja

Katy sale con Juanfran, pero desde que ha llegado un nuevo vecino a su edificio no deja de pensar en él. Se le hace la boca agua al verle y, aunque se lo oculta a Juanfran, ya ha estado con él más de una vez en su casa.

Diferentes necesidades sexuales
entre los miembros de la pareja

Sebastián está emparejado desde hace tres años con Pablo, que es más joven que él. Y como Pablo es más activo sexualmente, han llegado al acuerdo de que busque relaciones esporádicas con otros chicos, y a veces, incluso los comparten y llegan a hacer tríos.

Sucede que en ocasiones las personas tienen relaciones fuera de la pareja, aunque a veces ese tercer componente llega a ser compartido, y ello no es síntoma de estar mal de la cabeza ni tiene por qué significar –en algunos casos– que ya no se quieran ambas personas o que haya problemas entre ellas. Negar que hay personas que buscan el sexo fuera de la pareja con la que están sería cerrar los ojos a la realidad. Y hay parejas que se lo comunican entre ellos y que, como hemos dicho, se abren y comparten el sexo con más personas, aunque también hay quien elige no contarlo a la pareja (las llamadas infidelidades no comunicadas o *cuernos*).

Sigo describiendo casos y situaciones reales sin pretender decir que unos sean buenos y otros malos. Que percibamos que sea bueno o malo mantener relaciones sexuales fuera de la pareja viene marcado por nuestros valores y lo define la pauta cultural o valores determinados con la propia pareja según el estilo que hayamos acordado. La cuestión básica sería: ¿vives en pareja de acuerdo con tu propio modelo?

Pensar que, por definición, las personas que mantienen relaciones sexuales fuera de la pareja tienen problemas o son unas promiscuas indomables –cuando se dice con desprecio–, o desgraciadas, o estúpidas, o afortunadas, o desviadas, o cosa de maricones o de putas o frívolas... son juicios de valor y, en este caso, prejuicios o estereotipos culturales sobre quienes mantienen una conducta sexual diferente a la imperante (monogamia sexual).

Creo que la necesidad de desacreditar a quien no hace lo que nosotros esperamos alimenta estos estereotipos y ceba la intolerancia. Estos intentos de desacreditar a quien hace algo diferente[4] a lo que yo hago tienen explicaciones psicológicas y sociales:

---

4. Este proceso es aplicable a cualquier tema en el que socialmente se quiera implantar o integrar algo diferente en una estructura ya formada: véase por ejemplo la integración de los inmigrantes en la sociedad española, o el debate en torno a la eutanasia.

1. Desacreditar es una manera de defenderse. Lo cual quiere decir que lo diferente hace que pierdas el pie y te sientas ofendido. Y, ante la ofensa, despliegas la defensa.
2. Pero defenderse, ¿de qué? ¿De que tu modelo o el modelo imperante se caiga a pedazos por falta de apoyo, de que empiece a reducirse el número de personas que lo mantienen vigente o de que haya falta de consentimiento?[5]
3. Recuerda que toda práctica existe porque sirve a un propósito, y que haya prácticas diferentes a la oficial hace que se tambalee el propósito oficial.
4. Por lo tanto, quienes se defienden a lo mejor es que temen perder el control que tenían. Que se reconocieran oficialmente y se toleraran muchos estilos de relación dentro de las parejas haría peligrar, en el fondo, el concepto de familia tradicional, y recuerda que la familia representa el bastión económico de nuestra cultura.
5. Conectando conceptos, cabe pensar que tendemos a desacreditar modelos diferentes al nuestro porque percibimos que hacen peligrar nuestra propia estabilidad como personas y a nuestra cultura. Y si la cultura se resquebraja, ¿quién va a comprar entonces en los centros comerciales?

Para avanzar sobre la tolerancia (que equivaldría a encajar más modelos de relación dentro de las parejas garantizando la supervivencia del sistema), podemos aplicar principios de respeto y consideración por las opciones de otras personas diferentes a nosotros. Una alternativa a desacreditar a los demás es que analicemos que no todas las personas tienen las mismas necesidades que nosotros, que hay modelos diferen-

5. Todos los sistemas humanos se mantienen por consentimiento de un determinado número de personas. Mientras más personas lo apoyen, más consentimiento y, por lo tanto, más mantenimiento.

tes al nuestro (en gustos, sexos, orientaciones sexuales, prácticas, deseos...), sea con relación a nuestra pareja o con relación
a otras parejas. Y que eso no significa que tengamos que renunciar a nuestro modo de pensar, sino que podemos aprender
a compartirlo con otros modos alternativos al nuestro.[6]

Y, en nuestra pareja, hemos de tener el coraje y la responsabilidad de definir lo que queremos, empezando por reconocer
lo que nos satisface y no suponer que el otro se ha de comportar
como yo creo y digo que se tiene que comportar, que lo normal
es lo que yo siento.

Creo que el rechazo a modos alternativos de funcionamiento se basa en el miedo que tenemos a reconocer que, en el
fondo, las parejas, más que amarse, se poseen. Pero teóricamente los seres humanos no nos poseemos unos a otros, sino
que somos libres en cuanto a nuestra manera de expresarnos,
siendo el sexo una manera más de manifestación. Y sucede
todo lo contrario: hacemos del sexo el mayor de los problemas cuando nuestra pareja no responde a nuestras expectativas; la pareja puede ser la mayor fuente de satisfacción, pero
también puede convertirse en el más grande de los infiernos
cuando desea o quiere sexualmente algo diferente a lo que yo
espero. Y el maltrato, los celos, la rabia y el deseo de quedar
por encima se apoderan ciegamente de nosotros –sin saber
bien por qué– cuando vemos que no podemos controlar que,
sexualmente, nuestra pareja haga o sienta algo diferente a lo
que nosotros queremos. El tema, desde mi percepción, es muy
complejo, y se explica recurriendo a las profundas raíces de
nuestra cultura sexista, posesiva y centrada en el poder de unos
sobre otros. Digo complejo porque, lejos de presuponer que
hay amor entre las parejas –que no dudo que lo haya también–,

6. Compartir..., la gran asignatura pendiente de nuestro sistema educativo y social.
    Creo que si se educase en el compartir no haría falta hacer cursos de empatía ni
    de trabajo en equipo.

lo que voy a proponer es que muchas veces existen relaciones de control y dominación maquilladas de aparente amor. Veamos.

¿PAREJA SEXUAL U OBJETO SEXUAL?

Algunos casos para ilustrar

* Sofía sale con Bernardo desde hace tres meses. Un día que Sofía queda con sus amigos de siempre –grupo del que Bernardo no forma parte–, éste le dice que ella ya no le quiere porque prefiere a sus amigos antes que a él.
* Cuando Eva quiere hacer el amor con Marcos, éste le dice que no le apetece. Entonces Eva se siente rechazada y le dice a Marcos que esto a ella no se le hace, que cuando se está en pareja se va a por todas.

Bernardo parece tomarse la salida de Sofía como una afrenta personal (lo lleva al plano del amor, de no sentirse querido), sacando de contexto lo que Sofía hace: salir con sus amigos. Pero este tipo de sentimiento está muy arraigado en nuestras relaciones, que, insisto, son más posesivas que amorosas. Y no sólo en las relaciones dentro de la pareja, sino en todo tipo de relaciones. Por ejemplo:

1. Si tenemos un amigo íntimo y estamos acostumbrados a que nos llamemos todos los días, si un día no le llamamos porque quedamos con otro amigo, entonces puede enfadarse o puede resentirse la relación, o nuestro amigo puede pensar que ya no somos tan amigos. En el fondo, lo que percibo que hay son celos, pero esto no se reconoce.

————➤ LOS CELOS IMPLICAN POSESIÓN

2. En una relación de padre e hijo se espera que el hijo haga lo que el padre quiere. Si no, puede interpretarse como una rebeldía. En el fondo, lo que veo es temor a perder el control del padre sobre el hijo.

> EL TEMOR A PERDER EL CONTROL
> IMPLICA POSESIÓN

3. Cuando quieres que tus padres estén de acuerdo contigo (por ejemplo, en que aprueben a la pareja que has elegido) y no lo consigues, puedes ofenderte y sentir que quieren hacerte la vida imposible. En el fondo, lo que ocurre es que temes que no se imponga tu criterio, por eso te ofendes.

> EL TEMOR A QUE NO HAGAS VALER
> TU CRITERIO ES MIEDO A SER POSEÍDO

Y en temas sexuales, más aún: en el caso de Eva descrito antes, ésta se siente rechazada ante la negativa de Marcos. ¿Por qué la sensación de rechazo? Una cosa es que Marcos no quiera la relación sexual y otra que ella se ofenda.

Es como si hubiera otra creencia invisible, una que afirma que *para que todo funcione el otro ha de comportarse como yo espero que se comporte*. Pero esta creencia no se dice sino que se exige sin hablar, en silencio. Eva puede pensar que "lo normal" es que en pareja haya sexo cuando uno de los dos quiere, aunque el otro no quiera. Si no, no diría: «cuando se está en pareja se va a por todas».

En ocasiones –si no se hace lo que nosotros queremos– es difícil mantener el equilibrio: empezamos a tener dudas sobre si gustamos o no al otro, nos preguntamos si le pasará algo, si tendrá algún lío con alguien, si... tantas cosas. Es como ejercer una presión o violencia psicológica en el otro, que no es sino proyectarle nuestros propios miedos. No somos capaces de dejar al otro con sus problemas y con su proceso, no, enseguida nos mostramos susceptibles, interpretamos intención en los movimientos del otro en contra de nosotros. Y creo que se trata de un mecanismo de autoprotección inconsciente: sentimos una afrenta y una separación con el otro cuando éste no hace lo que nosotros esperamos.

Quizás nos duelen estas cosas porque invisiblemente las relaciones se basan en suposiciones sistemáticas de lo que deben ser las cosas según nuestras creencias, sin considerar que el otro tiene otras creencias y actúa basándose en ellas y no en las nuestras –no para fastidiarnos, sino porque cree en lo que cree. Y si el otro es fiel a unas creencias que son distintas a las nuestras, echamos de menos esa coincidencia, lo cual significa que vivimos en un idilio permanente (falta de realidad), creyendo que estar en pareja es coincidir (el ideal del príncipe y la princesa de los cuentos, ¿recuerdas?). Sin embargo, la vida está llena de desencuentros que también son parte del amor. La realidad es también la diferencia más que –muchas veces– la coincidencia. En cambio, nos empeñamos en creer que el amor es coincidencia y nos enfadamos con el otro cuando no coincide con nuestros deseos.

Y, en último término, bajo la suposición de estar emparejados, nos arrogamos el derecho de exigirle al otro que coincida con nuestro deseo, cuando a lo mejor desea otra cosa. En este caso, más que coincidir, lo que se hace es forzar, porque coincidir es un acto de libertad. Si no, no sería coincidir. Creo que si me siento rechazado cuando quiero sexo[7] y el otro no me lo da es que, inconscientemente, le estoy exigiendo que ha de coincidir conmigo más allá de su deseo (o sea, de alguna forma estoy ejerciendo un tipo de violencia). Y a veces a eso, a exigir el hecho de coincidir –a la fuerza– en gustos, deseos, espacios

---

7. Y no sólo cuando quiero sexo, sino también cuando no se coincide en opiniones y deseos sobre qué hacer, a dónde ir en vacaciones, con quién salir...

y momentos, le llamamos estar en pareja. La falta de coincidencia es algo natural, pero nos hace sentir solos e inseguros
en lo que queremos. Por eso, a veces, se exige sutilmente (en
nombre del amor) que el otro haga un esfuerzo por adaptarse a
lo que queremos.

Y sigo tirando del hilo: cuando hay exigencia (no manifiesta, sino disimulada), no hay gratuidad. El hecho de tener que
acceder a los deseos del otro –en estos casos– se convierte en
esfuerzo. Y puede ser que consideremos a alguien como pareja si se esfuerza por coincidir con nosotros y que, además, nos
sintamos con el derecho de poder exigirle que lo haga, como si
fuera propiedad privada nuestra. La coincidencia no puede for-
zarse, sino que sucede, surge, fluye. Si se fuerza, ya no es coincidencia sino obligación.

En la manera como vivimos las negativas del otro a nuestros deseos podemos observar la supuesta e invisible posesión
entre uno y otro en detalles como los siguientes:

1. Primero, en la falta de gratuidad (nos afecta demasiado lo
   que haga el otro, enseguida pensamos que lo que hace es en
   nuestra contra y no a su favor).
2. Segundo, en la suposición de que el otro ha de encajar en un
   cliché mental que yo tengo sobre lo que es mi concepto de
   pareja (expectativa), sin considerar que existen muchas circunstancias que hacen que cada persona sienta y padezca
   de manera diferente.
3. Tercero, en la exigencia que le hago al otro inconscientemente: «si no me complaces, es que no me quieres y me siento ofendido».

Esta expectativa invisible y –muchas veces no comunicada al otro– tiene una consecuencia radical: la del maltrato
físico de los hombres sobre las mujeres, donde –aunque no se

diga a las claras– el código invisible del agresor es: «Tú me perteneces y, por lo tanto, puedo hacer contigo lo que quiera». Es espeluznante reconocer que los problemas de maltrato psicológico y físico tienen como denominador común la creencia de que uno posee al otro.

Otros muchos problemas de maltrato sexual, abusos y violaciones dentro de las parejas, sensaciones de rechazo por falta de sexo... tienen su fundamento en la profunda idea cultural de que las parejas se poseen.[8] Desde mi punto de vista, esto es un craso error porque la posesión no es un acto de libertad. Y además a eso solemos llamarle amor. Y me pregunto: ¿exigir que el otro haga lo que yo quiero es amor?

Creo que la posesión se permite en nuestra cultura no sólo entre miembros de la pareja, sino entre padres e hijos, e incluso entre los amigos. Y de este modo las personas llegamos a convertirnos en parte de la propiedad privada que se aplica a los objetos. En el fondo, cada uno de los miembros de una pareja puede considerar que el otro es su objeto sexual. De ahí que se aplique la exigencia y el chantaje emocional sin impunidad alguna: «Si no tenemos relaciones, es que no te comportas como pareja, no me quieres y me siento rechazado» cuando una alternativa podría ser: «Si no tenemos relaciones, respeto tu necesidad, me preocupa qué te pasa y me busco mi propia motivación sin depender de ti.»

Pero este tipo de planteamientos que denotan autonomía emocional no son –a mi juicio– rentables para nuestro modelo cultural, que necesita tasar y ponerle precio a las relaciones para seguir subsistiendo.

---

8. Esto implica que existe tanto el deseo de poseer como el deseo de ser poseído, cuestiones que se expresan a nivel inconsciente.

¿SON LOS PROBLEMA SEXUALES
PROBLEMAS DE PAREJA?

Más allá de las denominadas disfunciones sexuales que suelen abordar los libros ortodoxos de sexualidad –y que integraré en este libro en el capítulo 11–, el objeto de este epígrafe es tratar los problemas sexuales que provienen de la relación en sí entre los miembros de la pareja, una vez que ambos reconocen que están en pareja. De ahí que mi propósito sea abarcar aspectos tales como no atrevernos a pedir lo que nos gusta sexualmente, que para excitarnos recurramos a imaginarnos con otras personas que no son nuestra pareja, que se nos acabe la atracción física por el otro, que lleguemos agotados de estudiar o trabajar y que no tengamos ganas de tener relaciones sexuales..., o sea, temas de la relación que afectan al sexo y a la propia comunicación dentro de la pareja.

Consciente y deliberadamente, he querido extraer de este epígrafe un tema al que le dedicaré un capítulo específico, el de la infidelidad y los llamados cuernos entre miembros de la pareja, y ello debido a la frecuencia, curiosidad, indefensión y problemas emocionales que causa este tema en una cultura –como la nuestra– que dice legitimar la monogamia, pero que esconde deliberadamente la promiscuidad (estar sexualmente con más de uno).

Algunos casos

Caso 1
Paco le ha dicho a Celia que quiere penetrarla por el ano, pero ella dice que le da asco, que cómo se le ocurre plantearle algo así, que es un pervertido y que se siente avergonzada sólo de pensarlo.

Caso 2
Para Ángela decirle a Laura –su pareja– que se excita pensando en Elena –una amiga de ambas– es todo un problema. Cuando intenta centrarse en Laura, deja de sentir excitación y no puede evitarlo. Siente que si Laura se enterase la relación se rompería.

Caso 3
Raúl estudia y trabaja tanto que, cuando llega la noche, sólo quiere ver la televisión y dormir. No vive aún con su chica, Mari Carmen, pero ésta le pide que quiere que se vean o que, al menos, cenen juntos algunos días a la semana. Mari Carmen dice tener ganas de tocarle y de estrecharle en sus brazos, pero Raúl siente que eso son blandenguerías y que él no es ningún osito de peluche.

Caso 4
José y Juanma han salido seis meses, pero últimamente la pasión que sentían juntos ha desaparecido. En el resto de circunstancias coinciden de maravilla: en gustos, deportes, aficiones, viajes... Pero el sexo ha de dejado de unirles y no se atreven a hablarlo.

Desde mi punto de vista, todos estos temas tienen en común que se supone que son parejas que quieren estar juntas y que la solución de las situaciones no es que se separen, porque ambos miembros tienen aparentemente el interés y la necesidad de continuar siendo parejas. De ahí que la pregunta sea: ¿son los problemas aparentemente sexuales la punta del iceberg (la tapadera) de otros problemas más profundos de relación de la pareja?

No creo que la respuesta en todos los caso sea un sí. En el caso en que quieras penetrar analmente a tu pareja y tu pareja no quiera, no tiene por qué haber un problema de relación de fondo, sino que sencillamente existen gustos diferentes y esperamos del sexo cosas en las que no coincidimos. La necesidad de realizar la penetración anal o cualquier otra práctica sexual es legítima, siempre y cuando te respetes y respetes al otro. El problema de relación puede venir si no aceptas el no como respuesta o si tu tiendes a culpabilizar a tu pareja –y que la pareja caiga en esa trampa– o a entrar en chantajes emocionales para conseguir lo que quieres.

Pero hay situaciones en las que efectivamente el problema sexual sí que es una pantalla o una consecuencia del mal rollo entre los miembros de la pareja: los casos dos y cuatro pueden tener que ver con esta situación. Muchas veces la falta de excitación ante el otro se debe a que llevamos al sexo problemas no hablados, frustraciones o incomunicación. Entonces el sexo se convierte en una venganza, es decir: «Como no obtengo en nuestra relación lo que quiero, pero tampoco me atrevo a comunicártelo por temor a perderte, necesito pensar en otros o ya no tengo la satisfacción sexual contigo». Igualmente el caso tres pone de manifiesto diferencias de expectativas y de deseos que pueden esconder profundos problemas de entendimiento en la pareja. Muchas veces estas situaciones son señales importantes que ponen a prueba la compatibilidad entre ambos miembros de la pareja.

En todos estos casos es recomendable hablar y comunicarse. Y cuando nos comunicamos pero el problema sexual persiste, entonces puedes empezar a percibir que se trata de un tema más personal (falta de motivación propia, deseos no realizados, exceso de trabajo o que en la vida no haces lo que quieres...).

Finalmente, cuando existen problemas sexuales que ponen de manifiesto problemas de relación, ¿hay soluciones que garanticen la continuidad de esas parejas? No siempre; no te martirices cuando te comuniques con tu pareja pero ello no os lleve a una solución: la comunicación es parte de la solución, pero no garantiza que las cosas se solucionen y la pareja continúe unida. En estos casos te animo a localizar las creencias que te hacen vivir la separación como frustración o fracaso, porque una retirada a tiempo es también una lección de vida.

¿SE ACABA LA PAREJA CUANDO SE ACABA EL DESEO SEXUAL?

Para responder a esta pregunta propongo desvincular el sexo de la pareja. Son dos cosas distintas y, por lo tanto, hay tantas respuestas a esta pregunta como experiencias propias haya:

- Cuando se acaba el deseo sexual, la persona siente que se acaba la pareja.
- Cuando se acaba el deseo sexual, la persona siente que empieza la pareja.
- Hay personas que, si se acaba o apaga el deseo, mantienen la pareja.
- Hay personas que nunca tuvieron sexo y estuvieron siempre en pareja.
- Hay personas que siguen teniendo relaciones sexuales después de dejar de ser pareja.
- Y otras alternativas que sean derivaciones de todas éstas.

Para una mujer puede ser más probable que no tenga sentido separar el deseo sexual del resto de deseos, y –siguiendo el estereotipo sexista– para un hombre existe más explícitamente esa separación, pero no quiero entrar en estos detalles ahora. Lo que me interesa es destacar si el deseo sexual tiene un fin (porque tuvo un principio) y si el fin del deseo sexual implica que se desdibuja o no en la mente de las personas el vínculo de pareja, aquello que les mantenía unidos.

En las entrevistas que he hecho a decenas de personas y en mi experiencia clínica, observo que existe, en general, un fin del deseo sexual y que las reacciones ante ello son múltiples:

- Hay personas que dicen que el fin del deseo existe por definición, que es imposible mantener la chispa sexual durante años. Y que lo que mantiene la relación, a la larga, no es el sexo, sino otros factores como la admiración, la costumbre, el cariño, el amor... ¿Para perdurar se necesita amor?

- Hay personas que, aunque no lo reconozcan, sienten que los deseos en general hacia su pareja se acabaron –y no sólo el sexual– y mantienen la pareja por necesidad económica, por miedo al cambio, por los hijos –eso es lo que dicen–, por el qué dirán, por la presión social, por el miedo a la soledad, por la inseguridad psicológica...

- Hay personas que sienten que, aunque el deseo sexual no se acabe y sea fuerte, no desean seguir en pareja con esa persona porque quieren experimentar otras relaciones. O hay otros aspectos de la relación que no les compensan.

- Hay personas para quienes el deseo sexual por alguien se acaba porque aparece otra persona a quien desean más.

- Hay personas que sintieron que su deseo sexual no era sino el reflejo de otros deseos hacia su pareja: inteligencia, audacia, capacidad resolutiva, empuje, afán se superación. Y que, una vez que se acabaron esas categorías y dejaron de percibirlas en su pareja, entonces el deseo sexual dejó de existir. En estos casos, el deseo sexual es el espejo de las expectativas hacia la pareja. Y el fin de esas expectativas acabó siendo el fin de la relación.

¿Tiene edad el deseo sexual? ¿Cuánto tiempo ha llegado a durarte? ¿Una hora, un día, un mes, un año, un lustro, una década, una vida? ¿De qué depende en tu caso?

> **Lo fugaz del deseo cuando todos los días
> es con alguien nuevo**
>
> –Me voy, que tengo una cita.
> –¿Ah, sí? No me digas...
> –Sí, pero no te preocupes, sólo es sexo.
> –Perdona, pero ¿tú te has enamorado alguna vez?
> –Sí, todos los días.

Puede parecer una frivolidad, pero estas respuestas las obtuve preguntándole a un amigo cuando investigaba sobre la perdurabilidad del deseo sexual. Y la respuesta fue –deduzco yo de este diálogo que mantuve con él– que el deseo le duraba lo que le duraba el encuentro con la otra persona. Y para él el enamoramiento estaba asociado a la estricta relación sexual.

Podemos sentir rechazo o no por este caso, pero lo uso para que cada cual identifique el pulso y ritmo de su deseo sexual, qué lo mantiene, qué lo caracteriza y si tiene fin o no.

Para muchos el deseo depende de la novedad, para otras personas de la complicidad, y hay quienes necesitan cambiar de objeto sexual rápidamente para que vuelva a aparecer el deseo. Cuando el deseo sexual se recupera con la misma persona pero en otra situación o con otro estímulo –después de hablar con la pareja o tras un replanteamiento de la relación–, puede querer decir que el factor de novedad es importante en el mantenimiento de las relaciones de pareja . ¿Se podría entonces crear esa novedad de manera sistemática estando en pareja o es necesario cambiar de pareja para garantizar el factor de la novedad? Tú respondes.

Lo que parece claro es que los deseos pueden acabarse y que ello no es malo. Nuestra cultura vive de espaldas a los finales y vive los finales con estupor, cuando todo en la vida se acaba: se acaba el sueño, se acaba la infancia, se acaba el día, la noche, el hambre, las relaciones de amistad; se acaban los viajes, los trabajos, las parejas; se acaba el placer, el dolor, la tristeza, la alegría, y se acaba la vida con la muerte, para quien crea que la vida se acaba así.

Y tras el fin surgen de nuevo los principios, las oportunidades –cambiando o no de pareja–, pero el ritmo de la vida es la transformación permanente: el fin de las cosas y el inicio del siguiente episodio, la siguiente etapa, que vuelve a acabar, a morir... Lo cual no es en realidad un fin, sino una evolución. Desear desearemos siempre, sexual y vitalmente; no se acaban los deseos mientras tengamos vida en esta vida. Lo que se acaba es la percepción de mantenimiento de las mismas cosas y de las mismas personas. Por mucho que ames a quien te acompaña como pareja en la vida, esta persona puede morir, y ¿qué harás entonces contigo?, ¿te morirás con esa persona en vida? Los deseos seguirán viviendo en ti porque la vida sigue expresándose en ti a pesar del dolor que te causa el fin de ese alguien que deseabas que no acabase. Pero se acaba. El fin también es real, existe. Y los deseos que se acaban probablemente –si sigues con vida– te sitúan en la oportunidad de reinventar un nuevo trozo de vida con nuevos deseos.

Pero puedes negarte a vivir la nueva etapa, puedes renunciar a los nuevos deseos, y entonces creerás que la vida se acaba cuando, en realidad, lo que te está sucediendo es que te estás negando a la posibilidad de construirte en otro lugar interior. Y eso se hace a través de nuevos deseos, tus deseos. Eres una criatura del deseo, de la construcción permanente y del propio deseo de la vida que habita en ti.

CONCLUSIONES SOBRE SEXO Y PAREJA

1. A veces la atracción sexual por tu pareja es una condición para estar con ella y otras veces no. Lo importante es que valores en qué medida éste es un criterio determinante para ti, si lo es.
2. Tener relaciones sexuales con personas que no son tu pareja oficial es legítimo, correcto, normal y deseable. La cuestión es si lo comunicas o no a tu pareja.
3. Hay muchos modelos de parejas en cuanto a las prácticas sexuales que tienen.
4. Cada pareja puede acordar su modo de abordar el sexo dentro de la libre, consciente y responsable unión, sin tener por qué forzar ni sentirse forzado a mantener relaciones sexuales que no sean congruentes con la manera de sentir y de ser de cada miembro.
5. He propuesto que existen varias creencias invisibles en las relaciones de pareja y dos de ellas son: «En mi pareja he de encontrar todo lo que necesito, en una persona solamente, si no, no considero que somos realmente una pareja» y «Para que todo funcione bien el otro ha de comportarse como yo espero que se comporte». Estas creencias se configuran como expectativas rígidas que no solemos explicitar, pero que explican algunas de las dificultades que podemos percibir en nuestras relaciones.
6. Observa si lo que te une a tu pareja es el deseo de estar con ella, el amor, la libertad de compartir o la dependencia sexual. Está bien lo que te une a ella si lo reconoces y la otra parte está de acuerdo contigo, pero recuerda que no somos propietarios del otro por el hecho de que sea nuestra pareja.
7. Nuestra pareja no es un objeto sexual, sino un ser humano que desea, piensa, siente y padece, como todos. No somos

mejores ni peores que nuestras parejas por el hecho de
ser más liberales o más formales. Podemos ser diferentes
sin riesgo a perder lo que nos gusta.

8. Nadie te pertenece ni tú perteneces a nadie. Aunque eso
   forme parte de algunas fantasías sexuales, no creas que
   puedes poseer a nadie mediante el chantaje emocional.

9. Algunos problemas de sexo reflejan problemas más graves
   de relación entre los miembros de la pareja. Usa la comunicación como herramienta de relación para diferenciar lo
   que es tu propia necesidad de la necesidad del otro. Y elige en consecuencia.

10. Los deseos sexuales se pueden acabar, como se acaban
    partes de la vida o la vida misma. Familiarizarse con los
    finales de las cosas, con la muerte de las cosas, puede ser
    un útil recurso para afrontar el apego hacia lo que se acaba
    y crear oportunidades para seguir deseando.

7. FIDELIDAD E INFIDELIDAD: CUANDO LOS CUERNOS SON EL TEMA

Después de varias sesiones en donde Paz estaba tratando en consulta su relación de pareja con Daniel, él le planteó a ella que le gustaría abrir la pareja.[1] Inicialmente ella no quería, pero entonces Daniel –para convencerla– le propuso que fuesen a un lugar de intercambio de parejas para probar y que así, en ese entorno de relativa seguridad, ella se podría hacer una idea.

A regañadientes –pero por temor a perder a Daniel–, Paz aceptó la experiencia y, cuando él estaba con otra mujer y ella estaba con la pareja de ésta, de reojo miraba cómo hacía el amor con aquella mujer.

Paz, horrorizada, me decía que había sido la experiencia más contradictoria de su vida: que por una parte sintió unos celos enormes mientras su pareja estaba con otra mujer, pero que, al mismo tiempo, se excitó incomprensiblemente y no sabía si era porque veía a Daniel haciendo el amor con otra mujer o porque ella lo estaba haciendo con otro hombre.

Meses después Paz le dijo a Daniel que quería tener sexo con una mujer y él aceptó, pero no lo pudo soportar. Según Paz, esto superaba a Daniel y le hizo sentir unos celos incomprensibles.

Los protagonistas de este caso se avisan el uno al otro previamente de sus mutuas necesidades de estar con otras personas, pero esto no es algo que suela ocurrir; de hecho, las infidelidades se alimentan del ocultamiento y de la falta de sinceridad.

1. Estar con otras personas sin dejar de estar con la pareja, por mutuo acuerdo.

¿Es fiel Paz? ¿Es infiel Daniel? ¿Cambia algo el hecho de plantearlo previamente como lo hacen Daniel y Paz? ¿Sabes si tu pareja ha estado con otras personas y te lo ha ocultado? ¿Exiges fidelidad a quien está contigo? ¿Sientes celos cuando sabes que tu pareja está con otra persona?

Desde mi punto de vista es interesante el proceso de Paz en tanto que percibe contradicción: vive los celos, pero acepta el reto de la excitación de compartirse con otras personas o de compartir a su pareja. ¿Es lineal o mutable tu proceso cuando estás en una relación con una misma persona? ¿Sólo sientes una cosa o más de una? En la película de Philip Kaufman, de 1990, *Henry y June*, sobre la vida de Anaïs Nin, se pone de manifiesto cómo una pareja lleva al límite sus percepciones de la fidelidad y la infidelidad en el vínculo de su relación. Y lo suyo es determinar dónde está nuestro umbral de sensibilidad de lo que nos permitimos, lo que nos parece intolerable para nosotros mismos o no podemos tolerar en nuestra pareja cuando nos abrimos sexualmente a otras personas.

¿Dónde empieza la infidelidad[2] sexual cuando estás en pareja? Podríamos determinar que pueden existir diferentes grados de infidelidad:

• En sentir atracción por alguien fuera de la pareja.
• En desear a alguien fuera de la pareja.
• En tener sexo con esa persona.
• En enamorarse de esa persona.
• En dejar a tu pareja para irte con esa persona.

Vista así la infidelidad (incluyendo el mero hecho de que alguien te atraiga aparte de tu pareja), quizás podríamos con-

---

2. Defino infidelidad como estar con alguien diferente a tu pareja, sea en pensamiento, palabra, obra o evitación (cuando te niegas a reconocer que te atrae ese otro, pero te atrae aunque tú no quieras), normalmente de manera oculta.

cluir que la fidelidad no existe al cien por cien, dado que en algún momento de la vida alguien te ha atraído, en alguien te has fijado (aunque no lo hayas deseado o no hayas tenido sexo con esa persona) aun a pesar de estar con tu pareja. Pero eso no excluye que haya personas totalmente fieles; es decir que, estando en pareja, ni siquiera hayan tenido la sensación de sentirse atraídos por otras personas.

Ahora bien, aquellas personas que sólo han estado en la vida con una única persona (hay parejas que han estado juntas cincuenta años), ¿han sido realmente fieles? Puede ser que sí, pero yo me pregunto: ¿no han sentido en todos esos años la más mínima atracción por otra persona, aunque no hayan experimentado por ella ningún deseo sexual? No es que quiera legitimar que todos somos infieles, pero me cuesta creer que se puedan poner límites tan estrechos a las atracciones entre seres humanos, cuando la atracción es una ley de la percepción.

Hal y Sidra Stone (1999)[3] en un libro (no traducido al castellano aún) plantean que en una pareja hay tres: yo, tú y la entidad o espacio que se denomina pareja, y afirman que la atracción es la cosa más natural del mundo. Y concluyen que *se siente atracción por personas que encarnan energías que faltan en la pareja*. Yendo más allá, si en una pareja falta alegría, puede suceder que uno de los miembros sienta atracción sexual por alguien alegre, lo cual sería una inicial explicación de por qué las parejas se abren inconscientemente a incluir terceras o cuartas personas entre ellos.

Pero esta explicación puede chocar con la negativa mental a que las cosas sucedan así: es decir, no todos los que están en pareja y sienten atracción por otras personas se permiten vivir la experiencia, o no todos los que sienten por otras personas

3.   Ambos son pareja e investigan el mundo de las relaciones.

atracción lo comunican a la pareja; por lo general lo viven por su cuenta, y ello es lo que normalmente se denomina *poner los cuernos*, es decir, una infidelidad no comunicada. Y la palabra para denominar a la persona que no forma parte de la pareja y mantiene relaciones sexuales con uno de sus miembros o con los dos es: "amante", que significa, según el diccionario «alguien que ama».

La pareja Stone (1999) propone que este tipo de situaciones pueden abordarse entre los dos miembros de la pareja y que los cuernos pueden encauzarse dentro del propio vínculo: por ejemplo, integrando a un tercer miembro en la relación sexual para dar cabida a lo que falta o abriéndose a la posibilidad de introducir en la pareja lo que hace falta en la relación sin necesidad de terceras personas: más alegría, más aventura, más iniciativas, más autonomía...

Pero la realidad quizás es diferente y la solución a cada tema sexual planteado en la pareja está en el propio vínculo entre quienes la forman: no existen soluciones mágicas aplicables a todos los casos. No pretendo imponer ningún modelo, sino animar a que cada cual sea congruente con el suyo, con lo que siente, quiere y desarrolla en su vida, respetándose a sí mismo y a los demás.

Como creo que el principal órgano sexual es la mente, debe tenerse en cuenta que en los casos que iré desarrollando desempeñan un papel preponderante las creencias de las personas protagonistas.

No incluyo directamente las infidelidades mentales –tener afinidad con alguien sin sexo– o de amistad, aunque también existen: hay personas que tienen amigos con quienes se llevan tan bien que su propia pareja puede sentir celos de esas personas, aunque no se tenga relaciones sexuales con ellas. Algunas veces un amigo heterosexual me ha llamado para pedirme si podía decirle a su pareja que cenaba conmigo cuando en realidad iba a cenar con una amiga, porque temía que su pareja se encelase. No suelo aceptar este tipo de peticiones, pero me sirven para concluir que los celos van más allá del sexo y se extienden a cualquier aspecto de la vida donde un miembro de la pareja sienta que no colma al otro y vive las amistades o relaciones del primero como rivales.

Así pues, la denominada *infidelidad sexual y los amantes* existen desde que existen las parejas: siempre hubo, hay y entiendo que, dada la estructura social actual de ocultamiento, habrá amantes en las parejas. Considero que es necesario entender qué hacen ahí, qué función cumplen y a qué propósito sirven. De hecho, creo que, gracias a los amantes y a la prostitución, se mantienen muchas familias. Y que estas uniones familiares se basan en la adopción de medidas que tienen que ver con la falta de sinceridad. Y en ocasiones puede suceder que, si se rompe la pareja, se acaban también los amantes.

> Los amantes existen porque sirven a algún propósito.

¿POR QUÉ HAY AMANTES?

Explicación 1. Cuando la pareja pierde la libertad interna y llega el aburrimiento, se buscan amantes

Creo que existen estereotipos sexistas que recogen muchos chistes y visiones exageradas o radicales que ven la pareja como un proceso de renuncia de la propia libertad[4] y ciertas tenden-

---

4. Sensaciones de que, cuando se está en pareja, se acaba lo bueno, de que más vale que uno aproveche mucho para vivir y tener experiencias antes de casarse o emparejarse, de que estar en pareja es el fin de la autonomía...

cias que dibujan los vínculos de unión en pareja como un infierno compartido donde los miembros son verdugos el uno del otro, donde no existe sinceridad y los intercambios entre ellos son rígidos, duros y estrictos. ¡Qué curioso!, una unión que teóricamente –supongo– está pensada para el amor, el respeto y el compartir, se convierte –no se sabe bien por qué– en una encerrona, una trampa mortal en la que sus miembros se sienten casi rivales y tienen, a veces, la sensación de estar en un laberinto sin salida. Ellos entraron, pero no saben cómo salir.

Creo que, cuando en algunas parejas existe este tipo de vivencia (no en todas, claro está), es posible resolver el problema mediante la comunicación: hablar de esa asfixia, de la necesidad de cambiar, de innovar o renovarse. Sin embargo, lo que suele ocurrir más bien es que las personas busquen mecanismos ajenos a la pareja para salir de esa visión cerrada de la relación, con el objetivo de aliviar la asfixia, *pero manteniendo la pareja*. Y aquí es donde los amantes pueden tener una razón para surgir: cuando entre quienes forman la unión de pareja se ha creado un vínculo de dependencia y de falta de libertad, es posible que se busquen modos de respirar, y los amantes se conviertan en un medio para ello (que los amantes resuelvan o no la asfixia percibida es otro tema, ahora sólo digo que ésta puede ser una causa para buscar amantes). Incluso suele pasar que los amantes se conviertan en una segunda asfixia, lo cual quiere decir entonces que el verdadero problema no está en la falta de libertad o el aburrimiento con la pareja.

No se trata de frivolizar, sino de que veamos que a veces se recurre a los amantes como vía de escape de una asfixia en pareja que no se aborda y que no se comunica (ni siquiera creo que se haga consciente en muchos casos, sino que es la inercia la que manda en este tipo de situaciones). Y cuando hemos en-

trado en una dinámica de falta de comunicación, de resignar-
nos con lo que hay (en la pareja), no es extraño que psicológicamente se busquen mecanismos para compensar y aliviar la
tensión interna. E insisto en que lo curioso de este tipo de mecanismos es que no se piense en dejar la pareja, sino en mantener-
la con alivio a través de los amantes. La función que cumple el
amante en este sentido es la de un paliativo, y un paliativo es
como la aspirina[5] para el dolor de cabeza crónico, un alivio
que no resuelve el problema, pero hace desaparecer momentáneamente el síntoma de dolor.

Pero aunque no se resuelva, la mente puede autosuges-
tionarse y creer que, eliminando el sentimiento de asfixia, el
problema desaparece, lo cual no es cierto. De hecho, en algunos casos de pérdida de libertad o aburrimiento dentro de
la pareja, pueden surgir episodios de promiscuidad sexual
(mantener relaciones sexuales con varias personas y, por lo
tanto, cambio de amante) que pueden ser indicativos de algún problema emocional que no se ha comunicado y que inhibe el pleno funcionamiento sexual dentro de la pareja,
mientras que si la promiscuidad sexual se elige con conciencia
y sin dependencias, no hay en ello ningún riesgo; es una elección más.

Hay parejas, sin embargo, que permanecen fieles entre ellos
toda la vida sin recurrir a amantes. Y las alternativas a este respecto son varias. Veamos algunos casos.

- Javier sólo ha mantenido relaciones sexuales con su pareja. Le es fiel y
  se siente bien. No piensa ni experimenta deseos de estar con nadie más.
- Marta conoció a Rodrigo en un viaje de negocios. Aunque se dio la
  oportunidad, nunca quiso mantener relaciones sexuales con él. Quiso
  ser fiel a su pareja, pero lo recuerda con cariño.

5. Ácido acetilsalicílico.

- Diego salió de marcha una noche y se fue a la cama con una persona que le atrajo poderosamente. Luego se sintió arrepentido y se prometió a sí mismo que nunca más volvería a hacer algo así.

Podríamos decir nuevamente que existen tantos modelos como personas y que lo importante es que actuemos de forma congruente con lo que pensamos y sentimos. Javier parece una persona muy congruente, dado que nunca piensa ni tiene deseos de estar sexualmente con otras personas y ello le hace sentir bien. El caso de Marta quizás revela cierta dualidad: siente una cosa, pero hace otra, si bien habría que preguntarle si su decisión le da equilibrio personal. Finalmente, en el caso de Diego habría que investigar si será capaz de cumplir lo que se ha prometido a sí mismo: no volver a tener una amante. Particularmente lo dudo, dado que la causa para no volver a hacerlo es el arrepentimiento, y el arrepentimiento no es un medio adecuado para dejar de hacer las cosas. Si no hay una convicción auténtica y una decisión personal, no hay nada que hacer.

Pero existen más explicaciones posibles de por qué se recurre a los amantes

Explicación 2. Cuando nos sentimos insatisfechos sexualmente podemos a recurrir amantes

Dado que los gustos sexuales entre una persona y otra suelen ser diferentes, muchas parejas sufren de insatisfacción sexual por la deseada compatibilidad que a veces no existe:

Casos posibles

- A Juan le gusta el sexo duro, pero Elena dice que ni hablar.
- Fabián quiere que su chica se la chupe, pero ella dice que le da asco.

- Noelia quiere sensualidad más que sexualidad, disfruta con las caricias, el sexo lento y reposado, pero Juan suele buscar el orgasmo rápido.
- Víctor es pasivo,[6] le gusta mucho Gerardo, que tiende a ser pasivo también, por lo que, aunque son pareja, no suelen coincidir en las prácticas sexuales que les gustan.

En estas situaciones, la realización sexual de quien tiene una necesidad que el otro no le da va más allá de la propia comunicación dentro de la pareja, y no es extraño que se recurra a otras personas para sentirse bien. Ese sentirse bien no es entonces con la pareja, sino consigo mismo. En estos casos, y si los miembros de la pareja tienen claro que quieren estar juntos, es posible que se llegue al acuerdo entre ambos de que existan amantes, si bien esto ya no sería propiamente *poner los cuernos,* dado que responde a una necesidad compartida.

Explicación 3. Cuando falta la comunicación o la complicidad puede recurrirse a los amantes

Nuevamente ésta es una situación en la que las personas creen que pueden encontrar lo que no tienen fuera de la pareja. Así, las carencias y lagunas que existen entre los miembros de la pareja se pretenden amortiguar fuera de ella. Suele ser que existe alivio cuando las personas encuentran –fuera de una pareja a la que sienten lejana– alguien cercano que sea fuente de comprensión y acogida.

Existen varios riesgos para la continuidad de la pareja en este tipo de situaciones (lo cual no es malo ni bueno salvo que quieras conservar la pareja; lo señalo sólo para hacerlo consciente):

---

6. Entre dos hombres, el pasivo es quien es penetrado y el activo quien penetra.

- Que crezca excesivamente la historia con los amantes (hasta el punto de que se haga incompatible con la propia pareja).
- Que nos confundamos creyendo que el sexo fuera de la pareja servirá para unir la comunicación dentro.
- Que se creen dos mundos o vidas paralelas que puedan llegar a interferir en otros aspectos de la vida

También hay casos en los que se disfruta sin más teniendo uno o varios amantes.

Casos ilustrativos

- Jennifer empezó con Horacio como quien inicia algo sin importancia. Con el tiempo sintió que se había enamorado de él y decidió romper la relación con éste porque quería estar con su pareja.
- Yolanda tuvo una situación parecida a la de Jennifer, pero eligió romper con su pareja para irse con su amante.
- Cuando Emilio hacía el amor con sus amantes, percibía que la distancia con su pareja era tan enorme que casi ni la reconocía.
- Gloria siempre disfrutó de sus relaciones con amantes sin ningún tipo de cargo de conciencia. Dice que elige esta opción de vida y que ello le satisface.
- Manuel llegó a tener dos familias paralelas: dos parejas en dos ciudades diferentes. Todo se acabó cuando una de las parejas se dio cuenta de lo que estaba pasando. La situación se había mantenido durante cinco años.

Explicación 4. Cuando inconscientemente no queremos continuar con la pareja, podemos recurrir a amantes
Éste es otro tipo de casos en los que se utiliza a los amantes como tapadera de una intención inconsciente: la separación. Muchas personas no saben o no quieren abordar el tema de la

separación con sus parejas, y entonces recurren a acciones intermedias para que salte a la luz, o sea el otro quien decida separarse.

Casos posibles

- Gema sedujo a Luis, que era el mejor amigo de Juanjo, su pareja. Aunque no se daba cuenta, en el fondo lo que necesitaba era una razón para romper con Juanjo, pero no se atrevía a decírselo. Cuando él se enteró de su infidelidad sintió que era la peor traición que alguien le podía hacer y quiso separarse. En el fondo, era lo que Gema quería.
- Nacho pasaba primero días, luego fines de semana y después semanas enteras con su amante. Era una manera de decirle a su pareja –sin hablarlo en todo ese tiempo– que su relación se había acabado. Hasta que una vez que estuvo fuera tres semanas su pareja le increpó y él reconoció que había una tercera persona. Aunque su pareja no quería separarse, Nacho supo ver que había llegado el momento de hacerlo.

Cuando no nos atrevemos a reconocer que la relación con nuestra pareja se acabó nuestro inconsciente se pone en funcionamiento y podemos "utilizar" a los amantes para provocar una situación que la pareja o nosotros mismos no podremos soportar y que haga que, tarde o temprano, salga a la luz la verdad.

Este mecanismo es todo lo opuesto a la comunicación y, como veremos a continuación, no es el medio óptimo para abordar este tipo de situaciones. Estas circunstancias reflejan que quizás ni tan siquiera estamos unidos a los amantes, sino que éstos llegan a convertirse en meros instrumentos o medios para llevar a cabo nuestros deseos, a veces no reconocidos, de separarnos de nuestra pareja. Lo recomendable sería no involucrar a otras personas (amantes), porque las estamos usando, y no manipular a la propia pareja. Esto no suele suceder, pero podemos aprender a verlo.

Finalmente, es importante insistir en que es muy común que las infidelidades no se comuniquen a las parejas hasta después de que hayan sucedido, o sea que se usan como un doble código de comunicación.

¿Por qué no se comunican a las propias parejas las infidelidades? Veamos.

OCULTAR LA INFIDELIDAD, ¿PARA QUÉ?

Las diferencias entre las infidelidades no sólo tienen que ver con el tipo de relación sexual o de otro tipo que se establece con otras personas que no son nuestra pareja, sino también con el grado de ocultamiento con el que las mantenemos ante nuestra pareja y a veces ante los demás, si bien la mayoría de las veces solemos buscar a algún confidente para contarle nuestras aventuras.

Tipos de ocultamiento sobre infidelidades

- Francisco y Juana han llegado al acuerdo de que ambos mantendrán relaciones con otras personas y que no han de decirse nada entre ellos, salvo cuando uno de los dos sienta que la historia crece y puede afectar la unión entre ellos.
- Antonia y Daniela han decidido abrir la pareja y contarse todas las relaciones paralelas que existan entre ellas.
- Marcelo y Carmen mantienen amantes, pero nunca han sabido nada el uno del otro, no se habla de ello, no se dice nada, pero la relación de pareja sigue adelante sin grandes inconvenientes.

Como es un tema algo incómodo, cada pareja utiliza el mecanismo que más se adapta a sus necesidades, y puede haber razones diversas que expliquen el ocultamiento:

- Si lo decimos el otro, nos dejará y entonces nos quedaremos sin la seguridad de la pareja, y tenemos miedo a estar solos.
- Porque lo queremos todo y no queremos renunciar a gozar de varias experiencias simultáneamente.
- Porque sentimos que los amantes sólo son una diversión, algo sin importancia, y que lo serio es la pareja...

Cuando planteo este tema de comunicar las infidelidades a la propia pareja no estoy queriendo decir que eso sea lo que tengamos que hacer todos y que es mejor psicológicamente hablando decirlo que no decirlo. Lo que me inquieta es más bien otra cosa, esto es, la congruencia personal, el hecho de que lo que hacemos tenga una lógica y un sentido para nosotros. No digo que la infidelidad no sea un problema para quien está con quien es infiel (si quien lo sufre lo ve como una traición al compromiso entablado). Pero en este momento me interesa más plantear que las infidelidades no comunicadas pueden ser maneras de alejarnos de nosotros mismos. Sugiero que el impacto mayor y el riesgo primordial de la falta de comunicación es que, a la larga, afecte a la falta de claridad personal. Cuando empezamos a desconectarnos de nuestra congruencia personal, se puede desarrollar el hábito inconsciente de la mentira sistemática, de no otorgar importancia a la sinceridad personal y, en definitiva, podemos entrar en una dinámica de infidelidad hacia nuestro corazón, nuestros valores y nuestra visión de las cosas.

¿A santo de qué he de ocultar nada a nadie? ¿Hay algo malo en mí que hace que yo deba esconder ciertas cosas que hago y sólo mostrar cosas que me convienen? ¿Qué aprendo de mí mismo manteniendo espacios de ocultamiento? ¿Me encuentro bien con la decisión de ocultar? ¿Es una elección o, en el fondo, es una estrategia para conservar lo que tengo

–temor a la pérdida del otro, por ejemplo– y asegurarme de que no acabaré con mi relación? ¿Es congruente contigo el ocultamiento?

Y, por otra parte, si has negociado con tu pareja fidelidad –y la suponéis entre ambos– y eres infiel, entonces puedes verte involucrado en un tema de responsabilidad incumplida, de compromiso roto. Puedes sentirte mal al estar mintiendo al otro, al estar saltándote el acuerdo que habías establecido. Y ello lleva a la rabia, a veces a la violencia e, incluso, a la separación. Véase el siguiente caso.

Carlos lleva dos años de matrimonio, pero, desde hace meses, siente una fuerte atracción sexual por Laura, una amiga más joven que él, en la que él percibe frescura, fuerza, pasión... Es una historia que le "hace" sentirse otra vez lleno de vida . Quisiera que no fuera así. Si lo piensa, realmente ama a su mujer, e incluso se diría que mantiene relaciones sexuales satisfactorias con ella. Pero dentro de sí empieza a sentir un poderoso deseo que, con los días, no sabe cómo encajar. Ha intentado olvidarse de Laura pero al comentar lo que le sucede con una terapeuta, ésta le ha propuesto dos opciones que él siente claras: o bien decide renunciar a sus posibles relaciones con Laura, o definitivamente "acepta" su deseo y lo vive con todas sus consecuencias.

Carlos decide finalmente vivir la relación con Laura, pero previamente lo comparte con su mujer. Ella, extrañada y dolida, le pregunta que para qué se lo cuenta, que más valdría que no le hubiese dicho nada. Él le dice que sencillamente necesita vivir esa atracción, que es superior a él, pero que la sigue queriendo. Aun así, su mujer lo vive como una traición y, en unas semanas, acaban por separarse por voluntad de ella.

El tema de la posible separación de la pareja es importante, pero hay otro, para mí fundamental a efectos de la propia vida y la propia sexualidad: ¿cómo se siente Carlos? ¿Qué le hace sentirse mejor o peor? ¿Por qué ha de ocultar lo que siente y hace, sea ante la pareja o ante la sociedad? La fidelidad consigo mismo es lo que realmente está en juego.

Cuando planteo abiertamente que hay un tema de congruencia, lo que quiero sugerir es que, aunque cada caso de infidelidad se resuelve de manera diferente, hay un denominador común: las decisiones que tomamos deben ser congruentes con nuestros valores, manera de ser y pensar, porque quizás permaneceremos en la ansiedad por falta de conexión con nosotros mismos. Y la falta de congruencia la solemos notar porque sentimos carga emocional (malestar interno), y eso es quizás lo que sentía Carlos, inquietud interior.

Puede que ese malestar esté hiriendo a Carlos emocionalmente sin que él mismo le dé demasiada importancia. ¿Por qué? Por la dualidad, la indecisión entre una u otra persona. Y la solución emocional para avanzar en la solución es dura, tal como la terapeuta le plantea: decidir entre su pareja o la otra persona. Así, la elección por una de las personas le hará salir de la dualidad..., aunque sea desgarrador y difícil exponerse a decir la verdad. Y con ello podrá restablecer su equilibrio emocional y sexual, al tiempo que se dará cuenta de que elegir es renunciar a parte de lo que tenía asegurado.

El dolor y el sufrimiento en este tipo de situaciones no lo provoca tanto el hecho en sí de estar engañando a nuestra pareja –que también– como el daño emocional que nos autoinfligimos siendo incongruentes con nuestra manera de ser o lo que queremos para nosotros mismos. Esa falta de aunamiento con nosotros suele menospreciarse, cuando es el auténtico motor psicológico de la toma de decisiones. Parece que Carlos es quien primero siente malestar dentro de sí por sentirse entre dos aguas. Si él no se hace responsable de su emoción, de su malestar, y juega a complacer primero a las otras personas (a su mujer o a Laura), está tejiendo el hábito de la desconexión personal, del alejamiento de su propia integridad.

La falta de congruencia tiene otro nombre: autoengaño, o evitar tomar conciencia de la realidad que se está cocinando dentro de nosotros. Por eso, sexualmente la infidelidad puede servirnos como un código más, un medio de expresar y querer decirnos algo a nosotros mismos, y ese algo lo podemos investigar y observar. Pero de nada sirve (emocionalmente hablando) censurarnos o directamente elegir la ocultación como medida para aparentar ante la pareja que no pasa nada, cuando lo importante para poder ser claro con las otras personas (y esto puede resultar duro pero es lo que pienso) no es lo que siente la pareja –que también sufrirá, pero éste es su problema–, sino lo que sentimos nosotros. Si no somos honrados y congruentes con nosotros mismos, de poco valdrá lo que digamos que podemos ofrecer a la pareja. Y lo que le digamos será endeble, débil, inconsistente; emocionalmente hablando, todo aquello que primero no se ancla en nosotros con firmeza pasa factura.

En cambio, socialmente se propone lo contrario: que debemos hacer las cosas por los demás, que no seamos infieles para no hacer daño al otro, lo cual, desde mi perspectiva, es la parte secundaria, no la principal del problema. Y aclaro que mi ámbito de reflexión es el emocional y psicológico.

Conclusión:[7] el valor de comunicar o no la infidelidad a la propia pareja hay que buscarlo en si lo que hacemos es congruente o no con nuestros propios valores y nuestra manera de ser. En la medida en que sintamos carga emocional interna –culpabilidad quizás por no decirlo–, parece que se impone abordar el tema sin tapujos. Y no sólo porque nos sintamos culpables de hacer algo a escondidas de la pareja, sino como un medio de ser claros con nosotros mismos y continuar con nuestra vida sexual hacia delante. La ocultación es una decisión que a quien primero puede dañar, más que a nuestra pare-

7. Recuerdo que este discurso se refiere a quienes han sentido malestar emocional debido al hecho de ser infieles, ya que hay personas que nunca sienten malestar y ello es una situación diferente.

ja, es a nosotros mismos, porque nos hace plantear dos caras de nosotros, una manifiesta y otra oculta, y este tipo de procesos puede menoscabar nuestra propia integridad.

Por lo tanto, en el fondo, comunicar es un medio para conseguir claridad personal. Y desde ahí, la claridad con las personas que están involucradas en nuestra indecisión.

PROMISCUIDAD Y CULPABILIDAD

Promiscuidad[8] quiere decir tener relaciones sexuales con muchas personas, y culpabilidad quiere decir sentir remordimiento por hacer algo. En cuestiones de sexo, nuestra cultura está muy definida: ser promiscuo está mal visto en tanto que el modelo oficial es monogámico (mantener relaciones con sólo una persona). Cuando, además, la promiscuidad se mantiene estando en pareja, entonces puede aparecer la culpa.

El proceso es así. La culpa nos enfrenta a un dilema entre lo que sentimos que deseamos hacer y el deber o buen hacer que tendríamos que procurar: deseo a más de una persona pero lo que debo es estar sólo con una, según el modelo social (una cosa es lo real y otra el ideal). Pero los casos muestran, como hemos visto, que hay todo tipo de situaciones:

- Personas que tienen pareja oficial y desean relaciones con otras personas, pero se aguantan y se mantienen fieles.
- Personas que tienen una pareja oficial y buscan y tienen relaciones sexuales con otras personas porque así lo desean.

---

8. Para mí no es un término negativo, aunque socialmente suene casi como sinónimo de frivolidad e irresponsabilidad. Sencillamente, es un término que define a las personas que mantienen relaciones sexuales con varias personas en el mismo período de tiempo.

- Personas que no tienen pareja oficial y mantienen relaciones con varias personas.
- Personas que no tienen ni una cosa ni otra y piensan en una o en varias personas.

Por lo tanto, la realidad supera al ideal en cuanto a lo que el modelo oficial propone. ¿Sobra el modelo o sobra la realidad?

No creo que sobren ni uno ni otro, dado que el modelo es algo que se define poco a poco y va teniendo validez transitoria, por épocas, hasta que se amplía para dar cabida a más casos reales y es más representativo de lo que sucede de hecho en la sociedad.

Pero la realidad sobre la promiscuidad ha conllevado muy mala prensa históricamente hablando. En términos matrimoniales, se denominaba de una manera muy concreta: *adulterio* (que un esposo o esposa tuviese una relación fuera de la pareja). El adulterio era fuente de pecado y de culpabilidad. E incluso en algunas culturas se ha castigado y se castiga actualmente con la muerte (recordemos los casos de lapidaciones[9] de mujeres en África que algunas organizaciones internacionales han denunciado; es decir, que además es un castigo con connotaciones sexistas).

Y nosotros no matamos físicamente a nadie, pero puede que los desacreditemos, critiquemos o vilipendiemos. Sólo intenta averiguar qué sentirías si te enteraras de que una persona a la que consideras tu amiga se ha enrollado con las parejas de otros amigos tuyos y éstos no lo saben. ¿Cómo reaccionarías? De personas así, solemos decir no que son promíscuas, sino que son unas putas. Es decir, podemos tender a utilizar un calificativo que precisamente no califica, sino que descalifica a la persona cuando lo que sucede –en el fondo– es que no

---

9. Matar a un ser humano lanzándole piedras manteniendo enterrada parte de su cuerpo.

podemos soportar su conducta. ¿Por qué es tan grave –para quien lo sea–, tan pecaminoso, malo, bajo, ruin o indecente mantener relaciones sexuales con muchas personas? ¿Tal vez nos lo estamos prohibiendo a nosotros mismos? ¿Quizás también sea parte de una fantasía sexual? Y al cuestionar esta actitud, no estoy defendiendo la promiscuidad, lo que me interesa es que veamos qué hay debajo de esta pauta cultural de rechazo a la promiscuidad, nada más.

En cualquier caso, la promiscuidad no nos deja indiferentes, creo que levanta ampollas y es un tema que hace tambalear creencias arraigadas. En este sentido se han pronunciado diversos argumentos:

- Culturales: la promiscuidad puede entenderse como un atentado a la estabilidad de la institución familiar, en tanto que si todas las personas mantuviesen vínculos diversos con todas las personas sería el fin de las familias...
- Morales y/o religiosas: es un pecado, todos con todos es igual a Sodoma y Gomorra (la perdición o la indecencia de la humanidad).
- Más radicales: la promiscuidad sería el fin de la especie humana.
- O de asociación con la enfermedad: quien más relaciones tiene tendrá más posibilidad de contagiarse y de enfermarse. Por lo tanto, la promiscuidad también se asocia a muerte (como si de una peste se tratara).
- Y se ha usado para alimentar estereotipos sobre orientación sexual: hay un cliché atribuido a los homosexuales; se dice de ellos que son más promiscuos que los heterosexuales. Se asocia por lo tanto promiscuidad a homosexualidad, con cierto cariz de rechazo.
- Y se asocia a la frivolidad: lo serio es estar comprometido con una persona y lo frívolo es ir con muchos.

Resumiendo y haciendo una caricatura: parece que el promiscuo es como un mendigo; va de aquí para allá, es peligroso, contagioso y correoso. Pero esto no es cierto; no se trata de ninguna enfermedad o delirio humano, sino de una opción más si se ejerce desde la conciencia. Por eso, podemos desprender la conducta promiscua (que no es ni buena ni mala en sí misma, ni biológica ni psicológicamente) del juicio moral que hagamos de esa práctica, y entender que es el sujeto quien debe juzgarla coherente o no con su escala de valores, siempre que se respete a sí mismo y respete a los demás.

Casos ilustrativos

- Cuando Tomás no tenía pareja, salía todos los fines de semana y se enrollaba con chicas que conocía en alguna discoteca. A la mañana siguiente, después de pasar la noche con ellas, las chicas desaparecen y cada sábado ocurría lo mismo. Cuando años después conoció a Reme, sintió que tenía ganas de algo estable.
- Lucía ha tenido muchas parejas, y es que desde que se enamoró de Arturo y se enteró de que salía con Paz no ha parado de estar con muchos chicos. Siente que así se puede sacar de la cabeza a Arturo.
- Desde que a Carlos lo dejó Raúl, se pasa los días en el chat buscando relaciones con otros chicos y deseando estar en los brazos de alguien. Se siente abandonado...
- Patricia quiere comprobar qué tipo de pareja le gusta, así que se permite experimentar con chicos y chicas, porque tampoco está segura de su orientación sexual. Pero cuando lleva semanas haciéndolo, se siente extraña, rara, como si estuviera haciendo algo malo, y tiene remordimientos de conciencia.
- Gloria y Berna son dos amigos que salen a ligar. Lo hacen cada fin de semana. Cuando consiguen otras parejas, perfecto. Cuando no, mantienen relaciones sexuales entre ellos.

El juicio moral o la censura que podamos mantener en relación con la promiscuidad es causante de culpabilidad en muchos casos, dado que alguien puede sentirse indigno o malo por el hecho de mantener varias relaciones y romper un poderoso modelo social (véase el caso de Patricia más arriba: lo que puede ser una fuente de aprendizaje responsable choca con una posible creencia interna de la joven: *es malo hacer lo que estás haciendo*). La culpabilidad puede trabajarse paulatinamente, cuestionando el modelo social y asumiendo poco a poco dosis de autonomía personal. O bien, si se hace insoportable en una persona, renunciar a la conducta promiscua. Tú eliges, es tu congruencia personal la que está en juego.

Vuelvo a señalar, por tanto, que es cada sujeto en privado quien ha de analizar su coherencia interna. Hemos de identificar dentro de nosotros una de estas cosas:

• Si usamos la promiscuidad como escape (como el caso de Lucía o de Carlos que acabamos de presentar: utilizar el sexo como manera de resarcirse de la frustración).
• Si se trata de una elección real (casos como el de Tomás o el de Gloria y Berna).

Porque si descubres que mantienes relaciones con muchas personas para eludir una relación estable que deseas pero te da miedo, entonces ello sí que es un indicativo de que algo no funciona dentro de ti.

Conclusiones
SOBRE INFIDELIDAD Y PROMISCUIDAD

1. Los amantes cumplen una función, sirven a un propósito. Moralizar sobre si está bien o mal que existan (que sea bueno o malo en sí mismo) es no abordar el tema de fondo.

2. Existen explicaciones para el hecho de que en las parejas se recurra a amantes: aburrimiento, necesidad de libertad, manera de provocar separación, falta de comunicación o puro placer en sí mismo.

3. Cada pareja ha de averiguar si el recurso a los amantes es una práctica congruente con su propio modelo.

4. La infidelidad es real en sí, es una consecuencia del uso cultural que de las parejas se hace.

5. Cuando percibimos malestar emocional por el hecho de ser infieles, es momento de hacer un esfuerzo para aclararse: observemos hasta qué punto estamos de acuerdo con nosotros mismos y hasta qué punto estamos de acuerdo en mantener los vínculos con los otros de afuera (pareja, amantes).

6. Cuando se siente malestar emocional, el principal riesgo de la infidelidad –que necesita comunicarse, pero dudamos en hacerlo– es sernos infieles a nosotros mismos. La comunicación es un acto de congruencia, primero personal y después con la pareja.

7. No hay nada ni biológica ni psicológicamente reprochable en mostrar conducta promiscua, siempre y cuando esta conducta sea coherente para quien la manifiesta y sea un acto de libre elección para todos los implicados.

8. LAS ORIENTACIONES SEXUALES

Observa los siguientes casos:

- Felipe está felizmente casado, es padre de un hijo y esporádicamente mantiene relaciones sexuales con chicos.
- Mara es soltera. Cuando puede elige chicas, pero le encantan los chicos también, así que, en función de lo que se presenta, actúa.
- Horacio está en pareja con una chica.
- Gregorio está en pareja con un chico.
- Leonor tiene pareja, un chico. De vez en cuando queda con una amiga que es homosexual y practican sexo.
- Katia está en pareja con un chico.
- Esther está en pareja con una chica.

Quizás, al leer esto, hayas reconocido a gente en alguno de estos casos, o tal vez te hayas visto reflejado en algún ejemplo. Desde mi punto de vista, tener una determinada orientación sexual (es decir, que te gusten los chicos, las chicas o las personas de ambos sexos) es algo real. El problema, a nivel sexual, está en la necesidad o no de que te lo quieras explicar. El problema no es vivirlo, sino necesitar entenderlo. Si quieres entender por qué eres homosexual, heterosexual o bisexual, quizás es porque necesitas verificar tu grado de *normalidad*. Es decir, cuando tratamos de explicarnos algo natural es porque nos comparamos con un modelo social imperante: el heterosexual puro, y si hallamos en nosotros cualquier diferencia con relación a este ideal, empezamos a inquietarnos: ¿seremos aceptados ni no nos comportamos como heterosexuales puros?

Mira cómo funciona la mente: ¿necesitas entender por qué tienes dientes o pelos...? No, porque esto ya lo hemos aprendido y está superado como tema de investigación personal. Los problemas dejan de serlo cuando se descubren cosas sobre ellos y el espíritu científico vence sobre el moral. Pero en temas de sexualidad estamos como cuando una mente innovadora dijo que la Tierra era redonda y se creía entonces que era plana, o que no tenía movimiento de rotación. En cuestiones físicas hemos avanzado algo, pero en cuestiones sexuales, poco.

Creo que *la necesidad de entender o explicar* por qué elegimos a hombres, a mujeres o a personas de ambos sexos es lo que *causa los auténticos problemas sexuales,* y no el hecho de que seas homo o hetero. Si como consecuencia de sentir que te gusta determinado sexo, te acercaras a una persona y disfrutaras de la relación, sin necesidad de ponerle nombre porque te inquiete ser normal o no, no necesitarías libros de sexualidad ni estaríamos hablando de orientaciones sexuales. Hemos hecho un problema de las orientaciones sexuales, como lo hemos hecho del sexo en general. Y recuerda que los problemas aparecen cuando reprimimos o tratamos de evitar aquello que somos y queremos. Un deseo que no se vive cuando debe vivirse, vuelve. Siempre vuelve.

UN REPASO DE LO VISTO HASTA AHORA PARA PODER CONTINUAR

Ahora, antes de continuar, me gustaría repasar algunas ideas ya discutidas. Espero que quede claro que:

- A una mujer muy masculina no tienen por qué gustarle las mujeres.
- A un hombre muy masculino le pueden encantar sexualmente otros hombres.
- A un hombre muy femenino le pueden fascinar sólo y exclusivamente las mujeres como parejas sexuales.
- A una mujer muy femenina le pueden gustar las mujeres en la cama.

> Por lo tanto, una cosa es la identidad de género y otra la orientación sexual.

Así pues, identificarse con lo femenino y que te gusten por definición los hombres es sólo una posibilidad, y que a los hombres masculinos y a las mujeres masculinas les gustan las mujeres no tiene por qué ser cierto en todos los casos. Como tampoco es cierto en todos los casos que a los hombres y/o mujeres femeninas les gusten los hombres. Vuelve a ser un estereotipo engañoso basado sólo en el criterio de la feminidad o masculinidad, elementos que ya sabemos que no explican el tema que ahora nos ocupa: el de la elección de pareja sexual u orientación sexual.

Espero que también quede claro que:

- A un varón le pueden gustar las mujeres y a otro los hombres (por lo tanto, ser varón no condiciona cuál es el tipo de pareja sexual que se prefiere).
- A una mujer le pueden gustar las mujeres y a otra los hombres (así pues, ser mujer no determina el tipo de pareja sexual que te gusta).
- Tanto a los hombres como a las mujeres les puede gustar tener relaciones con personas de ambos sexos.

Por lo tanto, una cosa es el sexo biológico y otra la orientación sexual.

O sea, la orientación sexual no tiene nada que ver ni con el sexo biológico ni con la identidad de género, es un proceso aparte: ni el sexo biológico, ni ser más masculino o femenino explican la heterosexualidad, la homosexualidad o la bisexualidad. ¿Qué lo explica entonces? La respuesta es todo y nada, depende de cada caso.

Las teorías genéticas sobre las orientaciones sexuales

Hoy en día existe una teoría que dice que las orientaciones sexuales están determinadas genéticamente (Pinel, 2001), pero, según los poderosos descubrimientos en genética, todo estaría en los genes. Esta explicación para mí es más una descripción que una explicación, pero existe como teoría.

Ya podemos aplicar la dinámica del enfoque de este libro para responder a la pregunta formulada, es decir, cada caso tiene su explicación. Por eso, dedicar este capítulo a las orientaciones sexuales se debe casi a una cuestión histórica. En cien o doscientos años más se considerará tan ridículo dedicar un libro a las orientaciones sexuales como hoy lo es dedicar un libro a explicar por qué los seres humanos son humanos. Si seguimos avanzando en el respeto y la tolerancia por las diferencias individuales, con el tiempo para las generaciones venideras –dado que las sociedades crecen hacia mayores libertades personales– ser homosexual o heterosexual no será un tema que preocupe, como tampoco lo será el tema de la igualdad de la mujer, el aborto o el sadismo. ¿Por qué? Porque esperamos que en el futuro cada cual elija lo que quiere con relación a lo que siente dentro de sí, sin necesidad de ver explicada su situación en un libro de sexualidad, donde, en definitiva, se nos encasilla según un concepto de normalidad determinado.

En una perspectiva de tolerancia por las diferencias individuales no será necesario abordar el tema de explicar por qué somos o no homosexuales o heterosexuales. Insisto en que para mí el problema está no en la homosexualidad o bisexualidad en sí, sino en que necesitemos buscar razones que las expliquen. ¿Necesitamos explicarnos por qué respiramos, o por qué nacen los niños, o por qué la Tierra gira? ¿Acaso nos preguntamos por qué los hombres tienen pene? No, porque ya lo sabemos. Cuando un problema se resuelve, ya no es un problema.

Lo que quiero decir –sin desmerecer que busquemos explicaciones– es que la búsqueda de una explicación es quizás una necesidad para hacer normal lo que nuestra sociedad cree que no lo es, cuando ser homosexual o heterosexual es lo más normal del mundo, sólo que los juicios morales, culturales e ideológicos han tomado partido. Los ejemplos anteriores de las concepciones sobre la Tierra (las innovaciones de Galileo o Copérnico en física) ilustran que las cosas que son anormales en una época luego se demuestra que son normales en otras, pero para ello hemos de superar la tendencia a ver la realidad a través del juicio moral y atrevernos a ver la realidad a través de lo que de verdad sucede.

Por eso recordemos que el concepto de normalidad es relativo y progresivo, y depende de un contexto histórico, socioeconómico y cultural.

Hablamos de homosexualidad porque en esta cultura se considera no normal, y es curioso repasar la historia para darnos cuenta de que lo que hoy es considerado algo poco masculino o cosa de maricas, en otras culturas fue símbolo de virilidad.[1] Si fuera normal en nuestro contexto, ni hablaríamos. O sea, que tiempo al tiempo. Y además, desde mi punto de vista, por mucho que expliquemos de dónde y a santo de qué hay homosexuales o bisexuales, ello no resuelve la vivencia sexual en sí: cómo nos sentimos los seres humanos con una u otra orientación sexual –o ambas–, si elegimos libremente el sexo de nuestras parejas sexuales, si nos sentimos culpables de vivir nuestra sexualidad de manera abierta y decidida. Éstos son los temas que propongo que elaboremos en estas páginas, para hacer de cada elección sexual una puerta abierta a la libertad y la aceptación.

Pero, mientras nuestras mentes se abren a la enorme pluralidad de elementos de lo que sucede (la realidad de la sexualidad humana), nos toca estar clasificados, o lo que es lo mismo, responder a un calificativo que pretende definir lo que somos, sentimos y pensamos: la ciencia funciona así, tiende a hacer clasificaciones con los sentimientos, los pensamientos y las acciones, por lo que cuidado con lo de creernos que somos o dejamos de ser por el mero hecho de pertenecer a una clasificación.

---

1. Harris (1995) documenta casos históricos de homosexualidad masculina como pauta cultural normal y establecida: sexo entre hombres en un contexto militar en Nueva Guinea (incluyendo la ingesta de semen de los más jóvenes a los más expertos como símbolo de convertirse en guerreros varoniles); en Grecia (relaciones entre hombres entre maestro y aprendiz) y otros casos. Está menos documentada la homosexualidad femenina, pero también hay hitos (China, isla caribeña de Carriacou, Sudáfrica). Harris señala asimismo que en estas experiencias «nadie estimaba que los varones que mantenían relaciones homo y heterosexuales hubieran sucumbido a impulsos anómalos que les relegaran a un estatus sexual especial» (Harris, 1995, pág. 225).

¿PARA QUÉ SIRVE LA ORIENTACIÓN SEXUAL?

¿Psicológicamente somos la orientación sexual que tenemos? Sí y no.

Lo somos en cuanto que en esta sociedad al hecho de que te gusten las personas del mismo sexo se le llama ser homosexual, y si te gustan las personas del sexo opuesto, te llaman heterosexual. Y ser bisexual se le llama al hecho de que optes por ambos sexos.

Y no lo somos en el sentido en que *ser* es un concepto global, integral: cuando decimos "soy estudiante", ¿acaso quiere decir que todo tu ser es estudiante? Y cuando de alguien que hace terapia psicológica decimos que es psicólogo, ¿qué queremos decir exactamente?, ¿que sus genes dicen que es psicólogo? No, es una manera de hablar, de denominar y de clasificar. En nuestra cultura asociamos la profesión al ser: de quien trabaja en la abogacía se dice que es abogado, y de quien se dedica a los criminales se dice que es criminólogo. Pero, atención, en el fondo, no somos al cien por cien aquello en lo que trabajamos, sino que sólo ejercemos de eso.

En otros idiomas, por ejemplo el italiano, para identificar a un determinado profesional no se dice: *es* maestro, sino *hace de* maestro (traducción literal de *"faccio il maestro"*, o sea se usa el verbo "hacer" y no el "ser"). En este sentido creo que el italiano hace más honor a la realidad: hacemos de homosexuales, como hacemos de heterosexuales (pero, para entendernos, lo somos, no pasa nada). Pero, cuidado, porque luego hablaré de que una cosa es la conducta sexual –con quién me relaciono sexualmente– y otra lo que uno se considera que es –definirme como soy–. Por eso:

No eres lo que dice la clasificación a la que crees que perteneces.
Atención a querer encasillarte en una categoría determinada.

No obstante, aceptemos cómo funciona el juego social,
dado que tenemos calificativos determinados y nombres para
todo. A saber:

• Según cuáles son mis genitales, entro en la clasificación de
  hombre o de mujer (cuando ya hemos visto en el capítulo 3
  que eso puede ser relativo también).
• Según con el género que me identifique entro en la categoría de femenino, en la de masculino, o bien en la ambos.
• Según cuál sea el sexo que me gusta elegir en mis parejas sexuales, puedo entrar en la categoría de homosexual, heterosexual o bisexual.

A lo primero se le llama sexo biológico (hombre o mujer);
a lo segundo, identidad de género (masculino o femenino), y a
lo tercero, orientación sexual.

Y existe un documento de identidad que va mucho más allá
del número del carné en el que se dice que eres alguien. Ese documento es tu orientación sexual, que funciona como un sambenito, es decir, como una etiqueta que tienes asignada y que
se supone que define con quién estás en la cama. ¡Y ay de ti si
te sales de tu clasificación!, porque entonces ya no se sabrá
dónde encajarte y te llamarán directamente bicho raro.

> ### Una paradoja para aliviar el tema
>
> –Oye, ¿a ti te gustan los hombres?
> –Sí.
> –Entonces eres homosexual, ¿no?
> –Es que también me gustan las mujeres.
> –Vaya, entonces eres bisexual, ¿no?
> –Es que también me gustan los animales.
> –Vaya, entonces eres un bicho raro...

Cuando no saben dónde meternos, las personas recurren a usar la expresión "bicho raro", como queriendo indicar que somos extraños, y la expresión "bicho raro" funciona entonces de cajón de sastre, donde todo cabe. Y lo peor es que, como los estereotipos tienen vida propia, podemos llevar los prejuicios hasta sus últimas consecuencias. Aplicado al diálogo anterior, esto sería:

> –Como eres un bicho raro, entonces también te gustan las drogas, ¿no?
> –Pues no, me gusta el agua.
> –Entonces, ¿eres vegetariano, no?

Y así podríamos continuar, satisfaciendo la necesidad de estar encasillados y tener etiquetas, porque *lo normal* es pertenecer a alguna categoría. Estamos deseosos de meternos –a nosotros y a los demás– en una clasificación determinada para que no se nos descuadre el invento. Nuestra cultura necesita encasillar a riesgo de disgregarse. La necesidad de que encajemos en un concepto es clave en muchos estudios e investigaciones para apoyar que la normalidad existe. Pero, al mismo tiempo, este intento de clasificar a los seres humanos –en este caso, por su conducta sexual– es una fuente de conflictos y problemas psicológicos. La causa de ello está en que los seres humanos somos inclasificables, pero por otro lado tenemos el deseo de sentirnos dentro de una categoría determinada, lo cual puede parecer paradójico, pero así funciona a nivel mental. El poner un nombre a las cosas que refleje lo que sentimos suele proporcionar una enorme tranquilidad psicológica. A veces, en consulta, las personas me preguntan que si es normal lo que sienten, hacen o piensan sexualmente. Y yo les pregunto: «¿Es normal para ti?». Con lo cual lo he acabado de estropear porque, en el fondo, estas personas buscan una clasificación que defina lo que sienten como normal o anormal para quedarse tranquilas. Cuando le ponen nombre a aquello que les hace sentir mal, inconscientemente se consuelan.

Puede parecer ridículo, pero mi experiencia es que muchas personas con conflictos sexuales lo que no pueden asumir es que son tremendamente normales por el simple hecho de que son ellas mismas, pero al hecho de ser ellas mismas lo llaman anormalidad porque se comparan con los demás –en lo que hacen, que es diferente–, pretendiendo ser aceptadas o encajar en la sociedad. Y esta necesidad de aceptación les puede hacer sentirse culpables de no ser normales cuando la solución está en que aprendan a aceptarse como son, sin necesidad de compararse con otras personas.

Por lo tanto, la orientación sexual sólo es, como su nombre indica, una orientación, no te define como ser humano, sino que da una idea de tu conducta sexual. No te busques en los nombres, en las clasificaciones o en lo que se dice de ti por lo que se supone que sexualmente haces. Búscate en vivir tu experiencia como si fuera hoy el último día de tu vida, en sentir lo que sientes para ti, en experimentar según lo que sientes. Y, si como consecuencia de tu experiencia, eliges el título heterosexual u homosexual, que sea porque libremente así lo eliges, pero no porque se te asigna sin que tú te sientas representado.

La aceptación de lo que representa tener tal o cual orientación sexual no es sólo cuestión de ser homosexual o bisexual –que, como veremos más adelante, es fundamental–, sino de aceptar experimentar lo que sientas necesario para fortalecer tu identidad como ser humano, en cada fase de tu vida en la que te halles. Desde mi punto de vista, la verdadera aceptación no es de la orientación sexual –que es primordial, insisto–, sino la de aceptar el reto de no estancarte dentro de ti, viviendo en cada momento lo que haya presente. Con esto ya me estoy anticipando a proponer que las orientaciones sexuales pueden ser estables o no, en función del período de la vida en que te encuentres o las personas que haya a tu alrededor, si bien hay una tendencia a creer que aceptarse sexualmente es bloquear la orientación sexual, hacerla rígida y permanente. Si éste es tu caso, genial, pero también hay casos de personas que oscilan en este movimiento de orientaciones sexuales.

EL ARCO IRIS DE LAS ORIENTACIONES SEXUALES

- Según tú, ¿cuántas orientaciones sexuales hay?
- Según yo, tantas como seres humanos.
- Según algunas asociaciones que proclaman la salud sexual:
  1. Heterosexualidad masculina.
  2. Heterosexualidad femenina.
  3. Homosexualidad masculina.
  4. Homosexualidad femenina.
  5. Bisexualidad (que entiendo puede ser masculina o femenina a su vez).
- Según un amigo, tres: hombres, mujeres y maricones.

- Según algunas religiones, sólo una *natural* –habría que definir qué entienden por natural–: la heterosexualidad. A las otras ellos las llaman desviaciones.
- Según diversos estudiosos del tema, existe una bisexualidad originaria. Es decir que, si no fuera por impacto de la cultura, todos seríamos bisexuales, si bien es la educación la que modela y determina que haya orientaciones sexuales más específicas. De hecho, esta idea es más bien de un amigo de Freud, también investigador de la mente, Wilhelm Fliess (Gónzalez de Alba, 2003).
- Según Kinsey, biólogo y sociólogo, no existen orientaciones sexuales rígidas. Él plantea que las orientaciones sexuales se dan en un continuo (una especie de arco iris o espectro), o sea que no es cuestión de todo o nada, y que en todo ser humano hay un cierto grado de homosexualidad y un cierto grado de heterosexualidad (Mirabet, 1984). Además, siguiendo el hilo de lo que dice este autor, el grado de heterosexualidad de una persona puede, a su vez, variar según momentos diferentes de la vida –personas que han sido, por ejemplo, heterosexuales y que, a cierta edad, "salen del armario"–[2] o según circunstancias determinadas:[3] «una misma persona puede tener un grado de hetero-homosexualidad en una época de la vida y otro después, o bien pueden darse simultáneamente diversos comportamientos sexuales» (Mirabet, 1984, pág. 27).

Y luego existen otras líneas de investigación que plantean la necesidad de explicarse las orientaciones sexuales,

2. Expresión de moda que se refiere a quien declara públicamente su homosexualidad.
3. De hecho esta idea se vería apoyada por los datos de hombres heterosexuales que, en una circunstancia especial –estar en prisión, por ejemplo– recurren a relaciones sexuales con otros hombres.

lo cual vuelve a ser, desde mi punto de vista, una consecuencia de que existe un modelo sexual imperante (del cual se piensa que es el normal: la heterosexualidad) y que las demás orientaciones es necesario explicarlas como desviaciones de esa aparente normalidad cultural (cuando, como ya sabemos, la normalidad no existe sino en la cabeza de quien usa esa palabra para definir lo que esa persona –o grupo– quiere).

Insisto: no hay, en el fondo, orientaciones sexuales en sí, separadas, sino manifestaciones diferentes de los seres humanos a las que denominamos orientaciones sexuales, bajo la necesidad de encasillarnos en algún lugar. Y esta necesidad de explicarse por qué hay personas homosexuales o bisexuales se debe a que la pregunta la hacen *quienes se creen normales*, los que tienen en la cabeza que el modelo heterosexual es el correcto y auténtico. A esto lo llamaré *heterocentrismo*,[4] o sea, la necesidad de justificar la homosexualidad está planteada desde la suposición de que hay algo que es más real o normal, cuando no es así. Y lamentablemente el heterocentrismo está tanto en la cabeza de homosexuales como de heterosexuales; es decir, que hay homosexuales homofóbicos (que no se aceptan como tales o no aceptan a otros homosexuales) y pueden reproducir –siendo homosexuales– la misma necesidad de explicarse por qué son lo que son.

Fíjate qué paradoja: ¿se necesita explicar la heterosexualidad? Imagínate que nos preguntásemos por qué hay personas heterosexuales. Sería ridículo, ¿no? Es como plantear por qué existe el día y la noche, o por qué el día tiene veinticuatro horas. Pues tiene una explicación, claro está, pero a nadie le

4. Palabra que acabo de inventar para plantear que este tema se parece al de la necesidad de explicar por qué las mujeres son iguales a los hombres. Son iguales, punto. Sólo que culturalmente se necesita justificarlo para legitimar el cambio social con referencia al machismo exacerbado de años atrás.

quita el sueño ese tema; es así y ya está. Por lo tanto, sugiero que hagamos lo mismo con relación a las orientaciones sexuales: son así y nada más. No hay por qué explicárselas. Y recuerda que si tienes la necesidad de explicarte tu orientación sexual es porque dentro de ti tienes incrustado hasta la médula el modelo heterocéntrico y ello te hace creer que estás mal de la cabeza cuando te gustan las personas de tu mismo sexo.

El problema emocional o psicológico no es que seas homo o heterosexual, sino que te lo quieras explicar. La homosexualidad es una anécdota si quitamos la enorme carga moral que hay detrás. Ése sí que es un problema. En la consulta atiendo casos así, en donde las personas se sienten culpables debido a que eligen algo diferente a lo que el modelo cultural espera de ellos. La necesidad de explicación es una manera de culpabilizarse por creer que uno se sale del modelo imperante. Pero es el modelo el que está mal –en el sentido de incompleto–, no tú, dado que el modelo no te representa ni representa la pluralidad de lo que existe. Pero tú sí eres real, existes y tienes unos gustos determinados.

Lo mismo suele suceder con las emociones, como hemos visto en un capítulo anterior. Las personas a veces creen que están mal porque se sienten tristes o sienten emociones desagradables, cuando el problema está, en algunos casos, no en el hecho de sentir sino en resistirse a sentir. Sentir es una parte de la vida, y la enfermedad no está en que tengas emociones desagradables, sino en que creas que te puedes librar de ellas.

Remito al lector a los estudios clásicos de sexualidad (Hite, 1976 y 1981), así como a retomar las conclusiones de Masters y Johnson (1979) cuando dicen que la misma atención merece la problemática de homosexuales y heterosexuales, que lo necesario es centrarse no en los problemas de orientación sexual, sino en la vivencia que los seres humanos hacen de su sexualidad, y que:

- No hay una opción mejor que otra.
- Existen entre las orientaciones más semejanzas que diferencias respecto a su capacidad fisiológica para responder a estímulos sexuales.
- Todas las orientaciones tienen disfunciones sexuales (aspectos en los que no se funciona sexualmente) más allá de ser homo o heterosexuales.
- Los mismos principios y técnicas terapéuticas sirven para todos.
- La disfunción sexual es un fenómeno natural.

Como se trata de creencias, propongo que verifiques la creencia que más se adapta a tu forma de ver la vida, considerando que otras personas también tendrán su propia manera de verla. No tenemos por qué estar de acuerdo en un tema en el que cada cual propone teorías morales, ideológicas, biológicas o culturales.

Y, sin negar que soy partidario de la teoría de Kinsey, lo que sí sugiero es que observemos los casos reales, las maneras de vivir de las personas, y que lo que guíe el discurso sea lo que sucede en la realidad (y no los argumentos morales), sin negar que quizás un factor que dificulta las relaciones homosexuales es la culpabilidad que pueden sentir o no quienes la viven (debido a que se comparan con el modelo heterocéntrico). No obstante, los heterosexuales puros viven también circunstancias problemáticas a causa de sentirse culpables por otras razones. Veamos algunos testimonios de personas con relación a sus orientaciones sexuales:

El arco iris de las orientaciones sexuales

Caso 1

Roberta está en pareja con Ismael. Tiene dos hijos y la sola idea de estar con una chica dice que la deja fría, que no le interesa en absoluto.

Caso 2

Santiago está casado con Irene. En su mente no existe ni remotamente la idea de estar con un hombre. Ni lo busca ni lo pretende.

Caso 3

Jorge está en pareja con una mujer, pero, de vez en cuando, busca sexo con hombres. Por cierto, nunca se permitiría contárselo a su pareja.

Caso 4

En cambio, Marcos está casado y su mujer sabe que, cuando lo necesita, busca sexo con chicos.

Caso 5

Anabel vive con su esposo, pero se deja seducir por Lidia de vez en cuando. Se plantea elegir más adelante, pero ahora mismo disfruta de ambas relaciones. No lo comunica a su pareja.

Caso 6

Inmaculada mantiene relaciones con una amiga, estando casada. Lo sabe su pareja, que es un hombre. E incluso él participa en forma de trío con ellas.

Caso 7

Vicente siempre tuvo relaciones con mujeres, pero al conocer a Carlos sintió una poderosa atracción que, inicialmente, le trastocó en sus creencias heterosexuales. Finalmente decidió vivirlo y está en pareja con un hombre.

Caso 8

Consuelo mantuvo relaciones sexuales con hombres y fue madre de un hijo, hasta conocer a Julia. Ahora son pareja y viven juntas.

Caso 9
Gloria suele relacionarse sexualmente con chicas, pero, de vez en cuando, hay algún amigo que le gusta y disfruta practicando sexo con él.

Caso 10
Dioni dice de él que es homosexual, pero tiene una amiga casada con la que hace sexo cuando ella lo llama.

Caso 11
Pedro estuvo siempre con chicos, hasta conocer a Ana. Sintió que era a quien quería en ese instante y ahora sólo está con ella.

Caso 12
Tras varios años de vivir con Ángela, Laura conoció a Bernabé. Sintieron un flechazo y ahora son pareja.

Caso 13
Mayte es homosexual cien por cien, ni se le ocurre pensar en tener relaciones sexuales con hombres.

Caso 14
Lo mismo le sucede a Jerónimo. Siempre estuvo con hombres y nunca mantuvo ninguna relación con chica alguna.

Como puede verse, estos catorce casos se reparten en un amplio espectro de siete colores posibles que van de situaciones de heterosexualidad pura a otras de homosexualidad pura, pasando por una amplia gama de variantes, y siempre haciendo mención de seres humanos de ambos sexos biológicos. En resumen, el repaso por las orientaciones sexuales ha pretendido seguir un esquema de siete posibilidades, si bien el hecho de poner el título de heterosexual u homosexual a cada caso es algo que hago yo en este momento, pero que no tienes que compartir, querido lector, dado que considerarse homo o heterosexual es cuestión de cada cual. De hecho, una persona que fue homosexual en el pasado, estuvo con una chica y ahora está con un chico, ¿es homo o hetero? Depende de lo que él sienta dentro de sí, eso yo no lo puedo juzgar... Sólo utilizo los títulos de hetero u homo a efectos de hacerme entender:

- Heterosexuales puros.
- Heterosexuales con alguna conducta homosexual.
- Heterosexuales que luego cambian a homosexuales.
- Bisexuales.
- Homosexuales con conducta heterosexual.
- Homosexuales que ahora cambian a heterosexuales.
- Homosexuales puros.

Sentirse culpable de ser homosexual

Nuevamente en este punto sucede que nada tiene que ver con lo que creemos que tiene que ver: los propios homosexuales pueden no aceptar la homosexualidad (ser mentalmente heterocéntricos) y ello puede verse en síntomas diversos: ocultación, exhibicionismo, negación..., y además puede estar mediatizado por emociones varias (depresión, rabia, etc., y la madre de todas ellas que es, desde mi punto de vista, la culpa).

Y aunque hay varias teorías al respecto, me quiero centrar en el tema de la culpa o, lo que es lo mismo, la pretensión consciente o inconsciente de querer reconocerse en una normalidad teórica, buscando ese reconocimiento en la aceptación externa. Otra manera de plantear este tema sería: el horror a ser rechazados por mostrarnos tal y como somos (cuando la solución está en que nadie nos puede aceptar si no nos aceptamos primero nosotros).

En otras culturas las prácticas homosexuales son toleradas en mayor o menor grado. Pero, como ya hemos señalado,
en la nuestra parece que haya que justificar ser homosexual.
Se asocia ese calificativo a toda una serie de connotaciones y
estereotipos que no tienen nada que ver con lo que realmente es: peligrosidad, vicio, perversión, indecencia, promiscuidad extrema..., o sea puros prejuicios. Creo que en el fondo el
homosexual representa la ruptura frontal con el modelo de familia tradicional, y puede percibirse entonces que la cultura
puede fraccionarse o desmembrarse. Pero este temor es infun-
dado, ya que la fractura es con el modelo imperante, no con la
estructura social. Sencillamente se trata de abrir la estructura social hacia alternativas nuevas pero no incompatibles con
la actual.

Pero centrémonos en el sentimiento de culpabilidad, que
se puede reflejar en las conductas de las personas de muchas
maneras:

Carmen está en pareja con Katia. A Katia le encanta que le hagan felación en
el clítoris, pero Carmen se niega, dice que le da asco.

Fernando siente dentro de sí que le gustan los hombres, pero es incapaz de
reconocerlo incluso ante sí mismo. Su sexualidad consiste en masturbarse
con las páginas de Internet dedicadas a chicos.

Ramón no chupa el pene de Julián ni quiere practicar la penetración con él,
sólo le gusta masturbarse juntos. Dice que no se atreve a más por ahora...

Andrea siente una fuerte atracción por su amiga Paula, pero lo último que
haría en la vida es decírselo. De sólo pensarlo se muere de vergüenza.

A Juanjo le encantan los chicos, pero piensa que su familia nunca aceptaría
que él estuviera con hombres.

Antonio vive con Miguel Ángel desde hace dos años, pero, en el fondo de su alma, no se relaja sexualmente, no acaba de disfrutar del sexo con su pareja porque siente que todo sería más fácil y no tendría problemas de aceptación personal si fuera heterosexual.

En estos casos la culpabilidad es sibilina y penetra de maneras diferentes en cada una de estas personas. A veces de forma directa y otras de forma indirecta. De hecho, hay disfunciones sexuales asociadas a la propia falta de aceptación de la orientación sexual (impotencia, por ejemplo). Cuando nos negamos a realizar ciertas prácticas sexuales (bajo la razón o excusa de que no nos gusta o da asco), no tenemos por qué hacer un drama de ello, pero puede ser procedente averiguar si la posible solución –en el caso en que para nosotros eso sea un problema– pasa también por observar si aceptamos nuestra orientación sexual.

El caso descrito más arriba de Fernando es prototípico de culpabilidad que inhibe la relación sexual y, por lo tanto, es altamente limitante: desea tener sexo con hombres y no se lo permite; y lo mismo ocurre con Andrea, enamorada de Paula, pero que no se atreve a hacer nada al respecto. ¡Y qué decir del caso de Antonio, que, aun estando ya en pareja homosexual, sigue padeciendo de culpabilidad! ¡Qué poderoso es el mecanismo de la *normalidad* interiorizada! O lo que es lo mismo... ¿qué puede haber en la mente y el corazón de las personas que sienten profundamente que desean estar con alguien de su mismo sexo, pero no se ven a sí mismos haciéndolo? Yo diría que lo que hay es una dinámica infernal de imagen interna que les hace creer que han de acoplarse a lo que no son. Y una necesidad frenética de ser aceptados por los demás evitando el rechazo.

Justo en el instante en el que la atracción nos induce a que por ahí hemos de ir –lo que constituye la cosa más natural,

biológicamente presente, instintiva y que tanto nos pertenece–, puede entrar en nuestra mente la censura y la moralidad
personales. Entonces se aborta una experiencia que nos lleva-
ría a la realización personal y a la propia madurez como seres
humanos.

Cuando tenemos tan arraigado en nuestra mente el modelo
cultural imperante, es, a veces, largo y costoso poder desarrollar
y dar rienda suelta a nuestras preferencias sexuales, pero no es
imposible. La orientación sexual reprimida funciona como
un impulso que aparece bien en forma de proceso progresivo de
aceptación (en el mejor de los casos), o bien en forma de destrucción (cuando no se asume). Y la destrucción puede ser de
uno mismo o de los demás (muchos casos de pederastia o de violaciones se explican por este mecanismo inconsciente de auto-
rrepresión).

Es como si de una vocación se tratara. Cuando sientes que
has de dedicarte a algo, de nada sirve que te lo censures. Mar-
guerite Yourcenar[5] describe magistralmente este proceso en
su libro *Alexis*: nos cuenta cómo un hombre que está casado
escribe a su esposa para informarle de lo que se llama en el libro
"la batalla del inútil combate": su deseo de estar con hombres.
Es decir, cuando sentimos que deseamos a alguien de nuestro
mismo sexo (como cuando deseamos realizar un viaje o un
hobby o el trabajo que siempre hemos querido), de nada sirve
que combatamos contra nosotros mismos, porque, tarde o temprano, lo que se intenta ocultar vuelve. Es una ley de vida y un
inútil combate cerrar los ojos a esa realidad. Por eso propongo
que busquemos la máxima aceptación de nosotros mismos a
través de la comparación con nuestros deseos y no con la imagen que tenemos sobre lo que debemos sentir o sobre cómo
debemos comportarnos.

---

5. Escritora francesa de la segunda mitad del siglo XX.

Es nuestra responsabilidad asumir lo que sentimos y esta asunción nos hace ser lo que somos. Quien renuncia a una parte de sí mismo corre el riesgo de perderse, de no saber quién es y de, un día, dejar de reconocerse. Porque son nuestros actos y elecciones los que nos van contando quiénes somos.

CONCLUSIONES

1. Más allá de las orientaciones sexuales está la propia vivencia sexual de cada ser humano. De ahí que las orientaciones sean sólo etiquetas que nos hacen pertenecer a una determinada clasificación, pero sólo definen las prácticas sexuales de las personas, no su ser.
2. Las orientaciones sexuales se dan en un continuo que va desde la heterosexualidad pura a la homosexualidad pura, pasando por toda una gama de situaciones intermedias.
3. Más que explicarnos por qué existen orientaciones sexuales, llamo la atención sobre que esa necesidad de obtener explicaciones es una consecuencia de creer que existe una orientación sexual oficial: la heterosexual.
4. De ahí que vivamos en lo que he denominado un *heterocentrismo* en torno al cual se decide lo que es normal o no, cuando cada conducta sexual –independientemente de su orientación– es normal en sí misma.
5. La *normalidad* a efectos sexuales no puede buscarse en la comparación con un modelo oficial, dado que la realidad supera a la normalidad en casuística y variantes. Ha de buscarse en la consecución de los propios deseos y aspiraciones para lograr las mayores cotas de integridad personal y autonomía emocional.
6. En la vivencia de algunas personas homosexuales puede haber culpabilidad en aceptar su preferencia sexual. La cau-

sa de la culpa es la necesidad de evitar el rechazo y la búsqueda de aceptación externa, cuando la solución está en la
propia aceptación, independientemente de que los demás
aprueben lo que hacemos o de que nos rechacen.

7. Basta con que tú no te rechaces, pero no puedes evitar el rechazo del otro.

9. SOLTERÍA, CELIBATO Y ALTERNATIVAS SIN SEXO

- Me encanta estar solo. No quiero estar con alguien que no me apetece; prefiero masturbarme.
- Me gusta estar sola. Así tienes tiempo para no hacer nada, reflexionar, ir al cine, leer... Ves más el mundo en lugar de tener que aprender de otra persona. Puedes tener mayor intimidad con tus amigos. Creo que esto tiene sus altibajos, pero todo tiene un precio...
- Mi experiencia entre permanecer célibe y tener relaciones es que en el segundo caso me he consumido las veinticuatro horas del día.
- Soy célibe por la gracia de Dios.
- Prefiero estar solo que mal acompañado.

No tener relaciones sexuales con otras personas y optar por la masturbación, o no tener sexo de ninguna de las maneras, son también otras alternativas. Desde mi punto de vista, son otras formas de vivir la sexualidad si partimos de la base de que el primordial órgano sexual es la mente y no los genitales. Porque sexualidad es lo que cada cual siente que es.

Así pues, abordaré en este capítulo tanto casos de seres humanos que eligen no tener relaciones con nadie (por épocas de la vida o para siempre) como casos de quienes eligen no usar los genitales ni relacionarse con otras personas como forma de sexualidad (los llamados célibes).[1]

---

1. Celibato es el estado de aquellos que no se casan o no tienen pareja sexual. Y se considera que es un acto voluntario.

Para mí, unos y otros viven igualmente su sexualidad, pero de otra forma, aunque ello no signifique relaciones genitales con ellos mismos o con otras personas. Y argumentaré por qué e invito al lector a que haga su propia distinción y llame a cada cosa según lo perciba.

Tenemos un concepto estrecho de la sexualidad, ya que ésta se puede vivir también sin necesidad de relaciones sexuales con otros ni con uno mismo. En el mismo instante en que un ser humano está vivo y existe ya es un *ser sexual*. Además, la sexualidad está en la mente y es algo percibido. Así que si quienes no tienen prácticas sexuales ortodoxas dicen de sí mismos que no tienen sexualidad, ése es su concepto. Pero eso no haría honor a la realidad de ser, porque la sexualidad es consustancial al ser humano, independientemente de sus prácticas. Un ser humano no puede renunciar a comer (aunque practique el ayuno), ni puede renunciar a respirar (aunque ralentice su ritmo respiratorio)... Un ser humano es todo lo que le pertenece y tiene dentro de sí mismo.

Es un esquema limitado separar ámbitos de la vida (ser social, ser profesional, ser padre, ser hermano, ser mayor o joven, ser adulto, ser niño, ser delgado, ser víctima, ser pobre, ser rico...) o sus opuestos, los no-ser: no ser apto para correr, para tocar el piano, para tener hijos, sentir amor, para ser sexual...

Todas estas tipificaciones son cosificaciones del ser, son identificaciones, pero no se acercan al concepto de ser que ahora planteo. Lo que sugiero es más amplio... No sé dónde está, pero a lo que me refiero es pura esencia, existe y todos sabemos reconocerlo más allá de las formas. No se refiere a roles o identificaciones, sino a algo más global: el ser sexual es una propiedad inherente de ser humano. No se puede desprender de las personas por más que tengamos esa pretensión mental o que la pertenencia a una determinada religión obligue a que, en el perfil de sus miembros, se hable de celibato. Para mí el célibe, o quien decide la no realización de prácticas sexuales, no deja de ser humano y, por lo tanto, no deja de ser sexual. Por más que a estas personas les pueda pesar, su sexualidad no desaparece ni en los roles ni en las pretensiones de elevación religiosa o espiritual. Es más, la más elevada espiritualidad no es nada sin hacer honor a la dimensión sexual (que, insisto, no tiene por qué materializarse en las comunes prácticas sexuales). Tenemos una estrecha percepción de lo que somos y, por ende, de la propia sexualidad. La sexualidad no es un añadido, no es una parte más (que también), sino una parte constitutiva de las personas, como los dedos y las manos, el corazón y los pulmones, la capacidad de sentir o de sonreír. Un sacerdote católico puede creer que no usa su sexualidad cuando habla en el púlpito de una iglesia, pero su sexualidad le delata, está ahí, no puede negarla. Y no quiero decir que su sexualidad consista en que quiera seducir a los feligreses o buscar adeptos para mantener relaciones genitales con ellos. No hablo de eso. Ésa es la burda derivación de los planteamientos morbosos de algunas mentes. Nada más.

Hablo de un espacio de ser en donde su propiedad privativa es la expansión que parte de la integración de todos los ámbitos de la existencia, incluida la dimensión sexual: los mensajes de los santos, por ejemplo, ¿están exentos de sexualidad? ¿Los mensajes de Buda, de Mahoma, de Cristo... son asexuados? ¿Quién ha dicho que no había y sigue habiendo energía sexual en todos ellos, en sus mensajes, en sus plegarias, en sus obras?

Lo cual nos lleva a replantear qué es la sexualidad más allá de las prácticas sexuales. Nuestra visión del sexo es una visión centrada en objetos, en materiales, temas y cosas concretas que están más acá de este más allá no tan lejano que intento plasmar en palabras.

La sexualidad no es únicamente lo que se practica con el cuerpo, sino lo que también procede del alma.[2] ¿O acaso el alma no tiene sexualidad? ¿Qué idea purista y aséptica tenemos de lo espiritual? ¿Una percepción de eunuco, asexuada? El alma toca cada instante a las personas, pero usa manifestaciones a las que no estamos acostumbrados. Quizás no se ven con los ojos, pero se sienten con el corazón. Y se presienten en sensaciones como la afinidad, la atracción invisible por determinadas ideas, por personas que nos gustan por sus mensajes o sus actos, por obras de arte o por músicas que nos sobrecogen. El alma tiene sus códigos de expresión. Y el sexo es uno de ellos.

El ser también penetra en un plano no físico. Lo sexual entonces quiere decir penetración en niveles superiores: las palabras penetran, penetran los sentidos, las ideas son a veces como órganos sexuales y los orgasmos representan conexiones, momentos en los que los seres humanos se enteran de quiénes son y además acceden a la posibilidad de irradiarlo y compartirlo con otros seres humanos. Por lo tanto, el ser –en su esencia– es una manera de hacer el amor más profunda y completa. No hacen falta los genitales para hacer el amor. Sólo hace falta restablecer dentro de nosotros esas conexiones que ya están ahí: emocionales, mentales, energéticas, espirituales. Somos pura conexión, aunque no lo experimentemos. Y quienes no usan el sexo llevando a cabo prácticas sexuales en donde el cuerpo es el medio, a lo mejor no lo saben, pero pueden vivir la más completa de las sexualidades, aunque no se lo crean.

---

2.   Conceptos confluyentes de alma son esencia, ser, conciencia, espíritu...

Personas que no tienen relaciones sexuales con otras personas

Lamentablemente, las palabras "soltero" o "soltera" no definen casi nada de lo que quiero presentar, porque soltera es la persona que no está casada, y nada más lejos de mi intención que identificar "soltero" con "no casado". Si hablo de solteros parece que es que todavía pueden casarse, cuando a lo que me quiero referir es a otro tipo de realidad, a las personas que no se relacionan con otras porque así lo quieren, sin expectativas de matrimonio o de pareja ni más pretensiones.

Hablaré, por lo tanto, de personas que no tienen relaciones sexuales con otros; las llamaré SRS (sin relaciones sexuales) para abreviar, y serían diferentes a los célibes (éstos se distinguen de los SRS en que no tienen relaciones sexuales ni con ellos mismos. Además, realizan votos, es decir, promesas debido a su ideología o religión). Hablaré de las personas célibes en un apartado posterior.

Los SRS pueden estar sin mantener relaciones por épocas. No quiere decir que jamás establezcan contactos con nadie, si bien lo importante –sexualmente hablando– es cómo han llegado a esa decisión: si se trata de una acto de libre elección o una huida o frustración por el hecho de haber tenido en el pasado relaciones desagradables o que acabaron mal.

- Manuel tuvo varias relaciones en dos años y ahora no quiere saber nada de nadie. Prefiere darse un tiempo para reflexionar.
- María fue maltratada por Víctor. Tras la cruda ruptura, dice que no quiere saber nada de hombres durante un tiempo.
- Nicolás siempre tuvo relaciones esporádicas y últimamente no se relaciona sexualmente con nadie. A él mismo le parece extraño, pero disfruta de su situación sin problemas.

- Úrsula nunca estuvo motivada por el sexo. Hay personas que la ven como un bicho raro, pero ella se siente bien.

Algunos SRS pueden ser fruto de la elección no traumática, pero otros quizás son la consecuencia de "salir escaldado" de relaciones anteriores: los casos de Manuel y María serían ejemplos de ello; son personas que han sufrido algún tipo de daño emocional o físico y asumen su condición de SRS más como una cautela y para mantener distancias durante un tiempo y poder reflexionar. En cambio, el caso de Úrsula parece ser más el de una persona que elige desde el principio no tener relaciones sexuales sin haber tenido ningún tipo de experiencia previa o trauma anterior.

Casos como el de Úrsula existen, si bien puede recaer sobre ellos el peso del modelo oficial. ¿Recuerdas que hemos hablado de la tendencia cultural a organizarse en familias? Pues bien, esta creencia social de que el fin de todo ser humano es formar una familia (o lo que vulgarmente le llamamos "casarse, tener una casa e hijos") aún causa estragos en algunos seres humanos cuando intentan mantenerse fieles a su elección personal de estar sin mantener relaciones con otras personas. Estas personas pueden ser consideradas hurañas, extrañas, raras o peligrosas, pero existen también, son reales y forman parte de la vida. Sin embargo, se las señala sencillamente porque no siguen el patrón cultural que se espera de ellos.

Dice el antropólogo Lévi-Strauss (1975) que existe un rechazo generalizado en todas las culturas hacia la soltería (que, a efectos de lo que estamos hablando, equivale a lo mismo). Por lo visto, en ciertas tribus los solteros no podían ni siquiera sobrevivir debido al rechazo del grupo. Lo cual, hasta hace poco, se ha mantenido así en los países de nuestro ámbito, aunque no a esos niveles. En países de Europa (antes que en España) empezaron a existir artículos envasados para gente *single* (gente que vive sola) hace muy poco. Y si miramos las tendencias culturales de los servicios de alimentación y de hostelería, más de lo mismo, es decir, subyace un tema económico y de legitimación de la estructura familiar y de grupo por encima de la individual:

- En los restaurantes se privilegian las mesas de dos o más personas sobre las de una (supongo que se necesita amortizar al máximo el espacio y las personas que comen solas hasta hace poco no eran muy rentables).
- En los hoteles, a las habitaciones dobles de uso individual se les carga un plus. Si no, puede ser que no tengas habitación, porque individuales hay pocas (a veces son más pequeñas). Se privilegia el dos sobre el uno.
- En muchos supermercados los productos se dirigen a estructuras familiares: envases familiares, verduras empaquetadas para dos o más de dos... Creo que, afortunadamente, esta tendencia está cambiando, pero muchas personas solas han podido sufrir el pagar más para luego tirar lo que se ha comprado por falta de uso.

O sea, se ha castigado y se sigue castigando el ser SRS o estar solo, es casi un estigma cultural ser autosuficientes, sobre todo cuando se trata de sexualidad. Quizás podríamos exagerar una creencia invisible pero patente en el contexto social que dice: «Quienes están solos son peligrosos, no sabemos lo que hacen, son raros porque no se relacionan...», cuando a lo mejor no se relacionan porque así lo eligen.

El estigma de ser soltero en nuestra cultura

«La soltería se ha considerado tradicionalmente, en todas las sociedades, una fase de desarrollo personal y sociocultural relacionada
con la falta de madurez física y social. La universalidad y estricta
regulación de la institución del matrimonio ha convertido la soltería, en la mayoría de las sociedades, en un simple estadio preliminar
del desarrollo de la persona anterior al matrimonio, o bien en una situación caracterizada por su anormalidad y marginalidad social»
(Micronet, 1999).

Nuestra cultura es bipolar:[3] por un lado, castiga la sexualidad fuera de la estructura que no alimenta a las familias (modelo monogámico y heterosexual), pero por otro, si no eres re-
ligioso/a o monje/a y no tienes relaciones sexuales, eres un
peligro porque no se sabe bien a qué taxonomía perteneces.

O bien te censuran porque eres promiscuo, o bien porque
eres soltero o quieres estar solo, ¿en qué quedamos? Creo
que existe una relación dual con relación al sexo cuyo fin es
el mismo: legitimar el sistema de familias establecido y garantizar que el máximo número de personas apoyen este sistema. Pero todo es posible si sabemos reconocer que el modelo
imperante es sólo eso, un modelo, una alternativa más, no la
exclusiva.

No es ningún infierno estar solos cuando es algo que se ha
elegido; sin embargo, en nuestra sociedad parece que la finalidad de la vida es la compañía, la relación y, por ende, el sexo

---

3.   Aunque no tiene que ver al cien por cien, en psiquiatría y en psicología, se describe lo bipolar como un trastorno del estado del ánimo, que cuenta con períodos de
depresión repetitivos (fases depresivas) que se alternan con temporadas de gran
euforia (fases maníacas). Me parece pertinente hacer esta mención porque también la cultura tiene fases y paradojas que se materializan en creencias contradictorias.

con otros, sin menoscabar tenerlo uno mismo. Desde mi perspectiva, la finalidad del ser humano es la que él siente que quiere para su vida cuando actúa en conexión con sus principios y valores, y no la que pretende la sociedad para todas las personas. Y ello sin detrimento de la integración social por el hecho de no estar en una familia o en un grupo reconocido como tal.

Una derivación de esta situación puede ser el miedo social a llegar a ser mayores y estar solos. ¿Y qué? Cuando se trata de una opción de vida, no es triste. Lo triste es rodearte de gente –si no quieres– para evitar la soledad cuando seas mayor. La socialización es una alternativa más y no una obligación, sólo que nuestra cultura ve patología y enfermedad en las personas solitarias (se asocia con rareza, desconfianza, peligrosidad quizás). Pero sólo son estereotipos. Aunque algunas personas los confirmen, no todos tenemos por qué encajar en esa creencia social sobre las personas que están solas.

¿Es "normal", sexualmente hablando, no tener relaciones sexuales con nadie? Pues claro, es una alternativa más. Lo importante es que no te pases películas y distingas si lo haces de forma transitoria o permanente y, en su momento, si lo eliges o es una manera de evitar involucrarte con otros seres humanos por temor al dolor o porque no quieres tener malas experiencias. Si éste es tu caso, debes saber que es posible que haya alternativas para superar las frustraciones del pasado sin tener que renunciar a tener relaciones con más personas.

De todas formas, los períodos de reflexión pueden ser muy saludables, pues te das la oportunidad de reordenar lo que quieres para ti y tu vida. Y recuerda que, si has elegido no tener relaciones sexuales con nadie durante un período, puede ser que después las restablezcas. El sexo no se gasta, ni se pierde ni se deteriora con el paso del tiempo; simplemente se transforma. Eso sí, no le pidas a tu sexualidad que vuelva a ser como fue antes, porque solemos evolucionar en los períodos de abstinencia.

De todas formas puede haber personas que quizás nunca más en sus vidas vuelvan a tener relaciones sexuales.

- Juana mantuvo parejas sexuales hasta los treinta años. Después no volvió a relacionarse con nadie más. Ahora tiene cincuenta. Y sobre su futuro, ¿quién sabe?
- La chica con la que salía Luis se mató en un accidente de circulación. Él nunca más volvió a relacionarse con nadie después de su muerte.

FAMILIAS MONOPARENTALES

Además de monogámico y heterosexual nuestro modelo cultural es *parejocéntrico*,[4] y no ha entendido hasta hace poco –legalmente– que hay familias monoparentales que tienen hijos y que eligen, no desde la frustración ni como segunda opción, sino como primera y como una forma de vivir deseada, ser madres o padre sin una pareja. Para el concepto tradicional de familia, esto ha supuesto una brecha importante. Por suerte, la ley ya ampara en muchos países esta nueva realidad.

Alborch (2007) plantea la alternativa de elegir la soledad sin problemas y sin traumas como una oportunidad más de la vida. No por elegir la soledad como forma de vida la persona tiene que presentar algún tipo de "fallo". Una muy amiga me dice a veces que sin pareja "está coja", que el sentido de la vida es estar con alguien, que quien no está en pareja no está plenamente desarrollado y que tiene algún error, como si de una pieza de confección se tratara. Existe esa creencia arraigada

---

4. Que sólo legitima la pareja como manera de tener hijos.

en algunas personas que sienten que están *defectuosas* si no tienen una pareja a su lado. Por lo tanto, al no conseguir mantener una relación de pareja lo viven como un fracaso personal, como un "defecto de fábrica". Es abominable cómo puede cegarnos lo incorporado que tenemos el sistema cultural en nuestra mente y nuestros deseos: esta amiga insiste en que quien no está en pareja es menos generoso que quien lo está. Por lo tanto, vive la situación de soledad como una carencia, una fase que ha de crecer y cambiarse. Entiende que lo evolucionado es estar en pareja... Y estar sola es, para ella, como un estado de fijación (pendiente de evolucionar) que ha de superarse.

¡Cuántas personas puede haber que sientan que no están completas si no están en pareja! Lo cual para mí no es sino un modo de dependencia, dado que la pareja no da la identidad personal, salvo cuando así lo cree quien lo cree. Pero nuestra sociedad se encarga de hacernos creer que nuestra identidad personal e incluso nuestra autoestima dependen de estar acompañados, lo cual es perfecto para quien lo consiga y desee, pero no tiene por qué ser una frustración para quienes no lo consigan o no lo valoren como necesario.

Estar en pareja no es la exclusiva prueba de generosidad (puede ser una). Creer eso es confundir el todo con la parte: la generosidad empieza en la persona individual y esta generosidad se puede extrapolar a otros seres humanos más allá de la pareja. Lo que se esconde –cuando se piensa que la pareja da el sentido de la identidad personal– es más bien *vampirismo*, o sea, una sutil manera de creer que es otra persona quien ha de darme lo que yo no me doy. Pero la pareja no te arreglará nada que tú no te arregles primero. Y si sientes que sin pareja no eres nada, más vale que primero crezcas como ser humano y luego te emparejes, si no, estarás condenado a crear una pareja de dependencia. Mi experiencia apoyando parejas es que ése suele ser el estado natural que más frecuentemente constituye y configura las relaciones: la dependencia no reconocida.

Llevando esta reflexión al hecho de tener hijos, y más allá del concepto de soltería, existe la posibilidad de que una persona sola elija ser padre o madre, como ilustra el siguiente caso:

Concha tiene claro que no quiere un hijo teniendo sexo con un hombre. Lleva años sola y está encantada de haber elegido esa alternativa de vida.

Dos años después de iniciar los trámites de adopción consigue estar con su hija, Milena, una niña búlgara que vive con ella desde hace cuatro años.

A una mujer sola (también a un hombre) –cuando se le juzga desde el patrón cultural de pareja tradicional– se le puede ver como persona con problemas de relación, o bien como lesbiana, cuando elige la misma alternativa que Concha. Pero nada más lejos de la realidad. Hay estudios que informan de que las familias monoparentales (con un solo padre o madre) gozan de plena salud mental y que, cuando se hace desde la libre elección, es un modo de vida más.

EL CELIBATO COMO ALTERNATIVA

El celibato sería un tipo de soltería (no pareja sexual), si bien lo solemos asociar a personas que han hecho algún tipo de voto.[5] Éste es el caso de los curas y las monjas en el contexto de la Iglesia católica. De ellos se dice que asumen tres votos: pobreza, humildad y castidad. La castidad quiere decir que no

---

5. Es decir, que tiene algún compromiso con una institución religiosa, o bien se trata de una promesa personal o realizada en algún grupo.

mantienen relaciones sexuales con nadie y, aunque sabemos que esto no es así en todos los casos, me limitaré a presentar la situación de personas para quienes sí lo es.

Pero célibes no sólo hay en la Iglesia católica:

Casos de celibato

- Bernardo se hizo monje budista a los dieciocho años. Sintió que un mundo orientado a lo material no le interesaba, así que quiso formar parte de una comunidad en la que las relaciones con el sexo y el dinero no existieran.
- Maica se hizo monja a los veinte años. Es hermana de una congregación que se dedica a la formación y la educación. Su pasión son los niños.
- Julio se aisló en una montaña a los veintisiete años. Entre sus dedicaciones estuvo el comer de lo que él mismo cultivaba, practicar la subsistencia y encontrarse a sí mismo.

Hay situaciones diversas: casos en los que el celibato se asocia a valores personales o sociales sin necesidad de estar aislados (los valores son entonces ayuda a otros, servir a una comunidad, practicar el desapego); casos en los que tiene que ver con el aislamiento (los llamados anacoretas o ascetas), o bien el celibato puede ser una manera de relacionarse con otros eludiendo el sexo.

En cualquier caso, insisto en que el celibato es una alternativa más de la sexualidad humana desde un punto de vista genérico, sólo que esa alternativa no está focalizada en los genitales, sino en otros fines de corte personal, social, trascendente a veces.

El celibato nos enseña que el sexo tiene múltiples derivaciones y que hay personas que eligen el celibato como opción consciente y congruente con su propia filosofía. En estos casos no

hay nada objetable psicológicamente. La posible problemática psicológica puede verse en casos donde el celibato sea represión y no libre elección.

El caso de José María

Cuando José María se dio cuenta de que le gustaba Clara, se lo negó al principio. Clara era una de las feligresas más arrolladoras de su parroquia. Cola-
boraba en todos los proyectos que se organizaban: para niños, padres de familia, ancianos...

José María nunca había tenido relaciones sexuales con nadie y pensar
en Clara fue su primera motivación sexual. No había sentido nunca nada
igual. Así que lo que en un principio eran pensamientos anecdóticos se fue
convirtiendo en una obsesión.

Consultó con su tutor eclesiástico y llegaron a la conclusión de que es-
perarían a ver si José María podía luchar contra sus deseos y se dio un tiempo para reflexionar al respecto.

Pero, tras tres meses de reflexión, el deseo había crecido aún más y era
más claro, y José María se sentía culpable de romper con lo que creía que era
una vocación de vida: ser sacerdote católico.

Dos meses más tarde José María fue fiel a su deseo por Clara, se lo co-
municó a ella y descubrieron que ambos sentían lo mismo. Se le concedió la
dispensa eclesiástica.

Hoy día son pareja y viven juntos.

Si José María hubiese seguido como sacerdote a pesar de
sentir lo que sentía hubiera podido tener dos opciones: la represión más absoluta o proponer a Clara vivir la relación de
manera clandestina, lo cual podría parecer incompatible con
sus propias creencias. Este caso ilustra, por lo tanto, que las
opciones pueden ser transitorias, dado que la sexualidad ad-
quiere formas imprevisibles si estamos abiertos a la vida. Las
sensaciones y deseos sexuales pueden utilizarse como fieles
consejeros o los podemos rechazar porque los consideramos

inapropiados para progresar como seres humanos. Pero ella, la sexualidad, está ahí, es parte implicada, y cada acto nuestro lleva implícita una dosis de sexualidad, independientemente de que involucremos o no los genitales.

Hay casos parecidos a los de José María, pero al revés, es decir, personas que inicialmente mantuvieron relaciones con otras personas y luego toman el celibato como segunda posibilidad de vida, lo cual quiere decir que el celibato es una alternativa más disponible en cualquier momento de la vida:

- Hay célibes que no son vírgenes (mantuvieron relaciones en otra época de la vida).
- Hay célibes vírgenes.
- Hay personas que fueron célibes y que ahora mantienen relaciones sexuales.
- Hay personas que cambian varias veces en la vida su estado de celibato o no celibato.

Y aclaro que no es que los célibes no tengan deseo sexual, sino que eligen esta alternativa como una manera de vivir la vida y la propia sexualidad. Suele haber un estereotipo aplicado a los célibes: «Se meten a curas los pervertidos o aquéllos a los que no se les levanta», lo cual no es sino eso, un estereotipo más.

PEDERASTIA EN INSTITUCIONES ECLESIÁSTICAS

Aunque estoy desarrollando un capítulo que contempla las alternativas sin sexo, me parece fundamental introducir una referencia sobre falsos célibes.

Dados los innumerables casos de pederastia[6] que existen entre miembros de Iglesias que, en sus normas, prohíben el sexo como práctica, es interesante recuperar una idea: ¿por qué cuando estas personas sienten deseo sexual no abandonan el cobijo de la institución que les arropa, o bien esta institución les invita a marcharse? En estos casos[7] es probable que el recurso a la sexualidad se vea favorecido por el rol que ejercen quienes tienen relaciones con niños, o el propio contexto refuerce esa conducta. Es decir, en la institución eclesiástica puede encontrarse el caldo de cultivo que la persona percibe como favorable para sus objetivos, que, a lo mejor, fuera de este contexto, no podría lograr.[8] Ese caldo de cultivo puede asociarse a la autoridad moral del sacerdote sobre los niños, la capacidad del adulto para enseñar, a la confianza que los padres inicialmente tienen en un religioso que a su vez se muestra como profesional... En fin, el rol facilita el acceso a esa conducta sexual y quizás, fuera de ese rol, esa persona podría incluso no permitirse tener relaciones con niños. Véase este último caso que recibí en consulta. Y exponiéndolo no digo que todos los casos sean así, pero me parece tan radical que merece la pena describirlo. Recibí en consulta a Sebastián:

6. Sexualidad de un adulto con un menor de manera no consentida.
7. Recomiendo ver la película-documental de la directora Amy Berg, "Líbranos del mal" (2005), donde aparece un pederasta, Oliver O'Grady, un sacerdote católico. En este film se narra que violó a muchos niños y niñas, incluido un bebé de nueve meses. Aquellos hechos, según demuestra la directora del documental, contaron con la complicidad del silencio de la Iglesia.
8. Lo cual no significa que esas personas no fueran pederastas fuera de la institución, sino que el contexto les permite actuar como lo hacen y, por lo tanto, refuerza la conducta. Y cuando digo que el contexto les permite actuar como pederastas, me refiero a que la institución podría prescindir de ellos y echarlos de sus filas, pero no lo hace en muchos casos.

El caso de Sebastián

Sebastián acudió a terapia horrorizado por el rechazo de los padres de la parroquia que regentaba desde hacía diez años. No se lamentaba de sus conductas sexuales, sino de la incomprensión de todas las personas de su entorno con relación a su labor pedagógica y espiritual.

Lo primero que pensé es que estaba mal de la cabeza porque lo que hacía le revestía de bondad y apoyo a los niños.

Según él, desnudaba a los niños para enseñarles las partes del cuerpo y colaborar así en su desarrollo y maduración como personas. Estaba convencido de que el contacto físico era necesario para aprender y que él era un mero vehículo de Dios.

Lo primero que le recomendé a Sebastián fue que fuese a una comisaría de policía a denunciarse; le dije que yo le acompañaba. Creía que yo era un bromista, pero no. Lo alucinante es que él estaba plenamente convencido de que hacía el bien, de que lo que hacía era por el bien de los niños, por su educación y el desarrollo de sus almas. No se daba cuenta de que hacía daño. No puedo menos que decir que me enfrenté a uno de los casos más difíciles que he tratado en mi vida profesional, un caso con un elevado grado de patología mental interiorizada... Clínicamente hablando, ese trastorno superaba con creces la neurosis o el trastorno bipolar. Se trataba de un caso de psicopatía (desdoblamiento de personalidad) e incapacidad para reconocer que sus actos eran dañinos. Esto, por no juzgarlo moralmente. No nos extrañe que haya seres humanos que funcionan así, autoconvencidos de ese modo.

Es posible que en las mentes de las personas que cometen estos actos (que son delitos) haya una autosugestión mental que les haga creer que, lejos de hacer daño a sus víctimas, les ayudan y apoyan en su crecimiento, lo que en psicología no es sino una patología que hace elaborar un mecanismo de defensa noble para justificar la conducta de daño. O sea, Sebastián era un vulgar psicópata disfrazado de sacerdote. No nos extrañe que en menor o mayor medida este tipo de sujetos vivan aún porque la sociedad consiente que así sea. Y no están lejos –permítaseme acudir a recuerdos no tan lejanos– las situaciones de guerras en las que ha habido sugestiones grupales de exterminio –los judíos o los serbios– probablemente fundamentadas en estas mismas ideas: creer hacer el bien de limpiar y exterminar razas por un fin superior, sea cultural o económico.

CONCLUSIONES

1. El sexo no es lo que hace la mayoría, sino lo que hace cada persona. Las estadísticas no sirven para hablar de sexualidad, porque quien tiene una vivencia diferente a la de la mayoría también tiene su propia vivencia y es real, existe.

2. Las personas que no mantienen relaciones sexuales con otras personas y los célibes optan por una alternativa sexual diferente.

3. Tenemos una estrecha concepción de la sexualidad. Aunque no se usen los genitales, seguimos siendo seres sexuales en todas las manifestaciones de nuestra vida y nuestro ser.

4. Aunque en nuestra cultura se castiga la soltería o la no asunción de la sexualidad como una parte más de la vida (*quien no se relaciona sexualmente es un bicho raro*), se trata de alternativas legítimas y respetables.

5. No somos más o menos personas por ser más o menos sexuales o involucrar el sexo en la vida (por cierto, dicen las estadísticas que tres de cada cien personas son asexua-

les).[9] No es más hombre o más mujer quien más contactos sexuales tiene. Todos los célibes, y los sacerdotes y monjas, son hombres y mujeres de pies a cabeza, aunque no tengan contactos sexuales, otra cosa ya es la identidad de género que en sus mentes exista.

6. Distingue entre celibato o no tener relaciones desde la libertad de elección o desde la obligación. Es tu responsabilidad ser consciente de si huyes con tu opción de no tener sexo, o si, por el contrario, así lo has querido para ti.

7. No existen situaciones de celibato o sexo permanentes en la vida. En cada período o fase de la vida puedes elegir lo que quieras para ti.

8. Sé congruente con lo que sientes en cada instante y haz de tu vida un proceso de coherencia con tus propios valores, los cuales pueden oscilar según tus experiencias vitales, con lo cual tus decisiones de vida también pueden variar.

9. No hay nada malo en cambiar. El cambio es lo único permanente en la vida.

10. Existen casos extremos de sexualidad pederasta en los que el proceso mental de estas personas suele ser sublimar[10] o sugestionarse, autoconvenciéndose de que se está haciendo el bien cuando lo que se hace es dañar a otra persona sexualmente.

9. Literalmente quiere decir falta de orientación sexual, pero yo aquí me refiero a personas que no tienen prácticas sexuales.

10. La sublimación es uno de los mecanismos de defensa de la psiquis, que consiste en cambiar el objeto pulsional del deseo que siente el sujeto por otro objeto, desexualizándolo para hacerlo pasar a través de la conciencia, ya que todos nuestros deseos son reprimidos e instalados en el inconsciente. La sublimación es como una forma de *engañar* a nuestra consciencia para llevar a cabo el deseo sublimado. De esta forma se deriva el deseo y se realiza, o se intenta, por otro camino, como por ejemplo mediante tareas de prestigio social: arte, religión, ciencia, política, tecnología.

10. OTRAS MANERAS DE VIVIR LA SEXUALIDAD

Las siguientes son maneras que hombres y mujeres utilizan en sus prácticas sexuales:

- Juan se excita viendo revistas pornográficas. Los modelos de las revistas le parecen salidos de las películas de gladiadores y las modelos no tienen nada que envidiar a Claudia Schiffer.
- Mayte usa la *webcam*[1] y disfruta viendo a chicos y pidiéndoles que adivinen sus fantasías para realizarlas en directo a través de la cámara.
- Nacho hace *striptease* en bares de homosexuales y se excita sintiendo sobre sí los ojos de muchos clientes.
- Juani estuvo en verano en la casa de sus tíos en el campo. No sabe por qué vio un día la verga de un caballo y eso la excitó. Más de una tarde estuvo yendo a la cuadra e incluso llegó a probar una felación con el animal.
- Pablo se viste de vez en cuando con enaguas de su esposa mientras se mira al espejo. Le encanta llegar al orgasmo sintiendo que es una mujer.
- A Marta le gusta dominar en la relación con Samuel. Él suele pedirle que lo azote y lo lleve de paseo por la casa con collar de castigo.

Observa tus reacciones mientras has leído esto. ¿Qué has sentido? ¿Pena? ¿Asco? ¿Indiferencia?

- Quizás opines que se trata de pobres personas, que son unos degenerados porque han de llegar a esto.

1. Cámara para verse a través de Internet

- O que quien se viste de mujer es un vicioso loco.
- O que la chica del caballo es una pervertida incorregible.
- Que todo esto es mentira, que soy un autor pornográfico.
- Que han de estar muy desesperados para llegar a lo que hacen.
- Que nadie les tiene que querer y por eso están así.
- O que les envidias.
- O que tú nunca te atreverías a hacer nada de eso, o que no lo necesitas.
- O que ya lo haces y no te sorprende nada.

O quizás no opinas nada, observas que estas cosas ocurren en algunos casos, en los casos en los que esas personas eligen hacer lo que hacen. Pero, ¿cómo? ¿Quiere esto decir que las personas que hacen estas cosas no están enfermas? ¿Cómo es que al autor de este libro se le ocurre plantear que puedan tratarse de elecciones?

Y aquí nuevamente planteo que existen alternativas para entender la causa de por qué se hacen estas cosas:

- Habrá quienes lo hagan porque no estén bien consigo mismos y tengan los llamados *problemas psicológicos*.
- Habrá quienes lo hagan por elección.
- Habrá quienes lo hagan por curiosidad.
- Habrá quienes lo hagan por transgredir o por aburrimiento.
- Habrá quienes lo hagan porque rehuyen del encuentro sexual directo con otros seres humanos.

Lo que quiero decir es que no siempre es cierto que quienes hacen prácticas sexuales diferentes a las imperantes sean unos pervertidos o tengan problemas psicológicos. Pueden serlo si esas prácticas sexuales interfieren en la vida normal del sujeto, su salud física o emocional, sus relaciones y su mundo interior, si van más allá de realizarlas por placer y la persona se obsesiona y traslada la fantasía a la vida diaria. Entonces, más que perversión, lo denominaría adicción, un tipo de dependencia.[2] Cuando estas prácticas son obsesivas y efectivamente llegan a rozar la adicción personal, entonces sí que tenemos un problema psicológico y, a veces, psiquiátrico. Hay sujetos que pueden llegar a perder la conexión con el mundo real y tratan de convertir el deseo sexual en una continuidad absoluta con su vida. Cuando además estas conductas producen daño a otros, afectan a menores de edad, incitan a otras personas, en contra de su voluntad, a realizar determinadas prácticas sexuales, entonces la patología está presente (porque al sujeto se le ha escapado de las manos). Indicativos de que hemos llegado a este límite son: emplear todo el tiempo en pensar en realizar estas conductas –reales o creadas en la mente–, quedarse sin dinero a causa de ello, dedicar casi todo el tiempo a planificar estas exclusivas actividades sexuales con premeditación y alevosía tal como ocurre en el siguiente caso:

El caso de Felipe y Lola:
cuando el deseo se convierte en dependencia

En su intento de romper la dependencia sexual a la que había llegado con su pareja, Felipe llegó a explicar su compulsión en consulta. Narro los hechos señalados por él:

Felipe puso un anuncio en una revista de contactos de acuerdo con su pareja, Lola. Ambos se ofrecían como esclavos a un amo o señor que los maltratara sistemáticamente. La condición era que el juego había de prolon-

---

2. Recordemos lo expuesto en el capítulo 4 sobre las dependencias y el esquema adictivo sexual.

garse durante todo el día. Así, el castigo del señor se imponía por la mañana: Felipe y Lola iban a casa del señor muy temprano y, tras una paliza a ambos, introducía a Lola bolas en la vagina (que ella debía aguantar y disimular durante todo el día) y a Felipe le colocaba pequeñas pinzas en sus pezones que debía soportar durante toda la jornada laboral.

Durante el día habían de telefonear sistemáticamente al amo sin atreverse a contradecirle en sus castigos. Los esclavos (Felipe y Lola) habían de contar con todo detalle sus deseos de no volver a ser castigados y el amo les insultaba por teléfono e indicaba más duras pruebas que no podían desobedecer (exponerse a ser vistos desnudos, robar objetos de colegas del trabajo para introducírselos en los genitales...).

Por la noche el amo verificaba las heridas de Felipe y la dilatación vaginal de Lola, mientras les hacía limpiar su casa atados como perros.

Cuando Felipe sintió que el dominio del amo iba a acabar con su trabajo y su integridad, decidió pedir la ayuda de un psicólogo.

Otro indicativo de que puede haber un problema psicológico en estas personas es la tendencia a usar su sexualidad para huir del contacto afectivo y directo con seres humanos. Es decir, cuando los problemas de relación y de comunicación son grandes y, al mismo tiempo, la necesidad afectiva también lo es pero permanece a nivel inconsciente y no se reconoce ni se integra, entonces puede suceder que se desplacen las conductas sexuales hacia manifestaciones no deseadas, pero inevitables de cariz compulsivo como las relatadas en el caso anterior.

Pero este tipo de casos representan extremos radicales de las posibilidades de manifestación sexual. Y lo que quiero destacar ahora es que estas conductas que pueden escandalizar ponen a prueba los límites de normalidad de nuestra mente.

¿POR QUÉ NOS ESCANDALIZAN CIERTAS COSAS?

Nuestra mente llama patológico o enfermizo a lo que se sale de nuestros límites de tolerancia (que, por supuesto, tienen que ver con nuestros límites de experiencia).

La mente tiene una zona ciega pero prepotente:[3] cuando no comprende algo, no lo deja en paz. Ni hablar. Necesita igualmente entenderlo, darle un lugar, nombrarlo, darle una categoría. Y la manera que tenemos de darnos cuenta de que nuestra mente no entiende algo –en este caso, ciertas prácticas sexuales– es a través de las emociones. Las emociones indican que lo que estamos viendo nos sobrecoge. Ese sobrecogimiento no es tal. Es el resultado de que hemos llegado al límite de lo que nuestra mente está acostumbrada a tolerar y percibir como normal: lo que me da asco, repulsión, rabia, no es sino un lugar en el que nuestra mente no está acostumbrada a estar. Ante el sadismo (si ello nos provoca repulsión) es como si la mente nos estuviera diciendo: «Esto no sé lo que es. No lo he experimentado y, por lo tanto, no existe para mí. Lo llamaré depravado porque no lo comprendo».

Invisiblemente existe un umbral tras el cual lo que vemos –como no dejamos de verlo– lo descartamos, lo negamos y lo necesitamos descalificar para ubicarlo, para controlarlo con los conceptos y las palabras. Pero resulta que los conceptos y las palabras son el escondite de la falta de experiencia. Si tuviéramos la experiencia del sadismo y, a partir de esa experiencia, hubiésemos decidido que no lo queremos hacer, entonces no habría sobrecogimiento ni estupor. Nuestra mente estaría tranquila porque ha tenido la experiencia y no le da

---

3.   O sea, pretende ver aunque no vea. Y como no ve, se lo inventa.

más importancia que la de haberlo experimentado y haber elegido que no quiere más de eso (o sí quiere más).

Y lo que consideramos que escandaliza lo llamamos escándalo porque no sabemos dónde encajarlo o ubicarlo. Un escándalo es la imposibilidad mental de ubicar un hecho que sobrepasa la propia tolerancia. Por lo tanto, a lo que llamamos escandaloso –sexualmente hablando– es a haber hecho un juicio sin base en la propia experiencia. Así pues, parece que la tendencia a ver hechos depravados o perversos marca el límite de nuestra propia incompetencia e ignorancia.

Creemos que lo que nos escandaliza tiene que ser enfermizo, cuando lo enfermizo está en lo inexpertos que somos y lo enanos mentales que nos sentimos cuando algo supera el límite de nuestro entendimiento.

Ante algo que nos parece sexualmente desagradable (no sólo lo sexual, por cierto), la tendencia es entrar a descalificarlo sin reflexionar en profundidad el por qué de esa exagerada reacción en nosotros. Porque en sí, cuando estas conductas responden al directo y sencillo placer de realizarlas –y no generan dependencia ni problemas de relación con uno mismo ni con los demás–, no tienen por qué ser indeseables, sino que tienen una razón de ser.

De ahí que aquello que, o bien consideramos rechazable, o bien lo tildamos de perverso, vuelve a tener que ver con el contexto cultural en el que se define la perversión. Las enciclopedias y diccionarios así la definen:

Perversión es un comportamiento sexual regresivo que sustituye, con predilección y a veces de forma exclusiva, las condiciones normales del orgasmo o las conductas relacionadas con él. La perversión sexual no sólo deforma la conducta o las relaciones sexuales, sino que entraña también notables alteraciones en el orden del carácter, de la personalidad y de la vida social.

El concepto de normalidad al que se hace referencia en la definición de las perversiones no tiene que ver con la norma social, ya que *el papel de las perversiones y su valor es variable según las épocas y lugares.* Se trata de la norma de desarrollo personal, de la organización progresiva de la personalidad y de su unificación, que se lleva a cabo a través de la subordinación de placeres parciales, propios de etapas infantiles, al placer genital plenamente elaborado (Micronet, 1999).

Y el diccionario de la Real Academia de la Lengua Española dice sobre lo que es perverso:

1. Sumamente malo, que causa daño intencionadamente.
2. Que corrompe las costumbres o el orden y estado habitual de las cosas.[4]

Y en los manuales de psicopatología[5] (véase Belloch, Sandín y Ramos, 1994) a estas conductas se las llama parafilias (o sea, desviaciones de la lógica y el deseo sexual normal). Sólo que ya sabemos que no existe una lógica sexual normal propiamente dicha, y que el concepto de normalidad es coyuntural y provisional, pues responde a un contexto y momento histórico determinado (véase la cursiva que he señalado en la cita de más arriba).

Si nuestra primera reacción al enfrentarnos a este tipo de alternativas sexuales es el rechazo –porque otra alternativa se-

---

4. En realidad, más que la definición de un diccionario, me parece un juicio moral de algún tipo de religión.
5. Ámbito que estudia las enfermedades de la mente.

ría que nos dejara indiferentes–, deberíamos averiguar si detrás de esta percepción se halla el enorme y profundo peso cultural que hace que valoremos como perverso lo que es una expresión *diferente* de un deseo, o por lo menos deberíamos permitirnos la consideración de que sería perverso con relación a nuestra escala de valores y gustos, pero que para otras personas no tiene por qué serlo.

> No es el uso en sí ni la conducta en sí lo que hace que algo sea perverso, sino el propósito al que sirve, el fin o la idea que subyace: si el propósito es sentir placer y ya, genial; si es hacer de ello la propia vida y no poder desengancharse, peligro.

E, insisto, podríamos observar esas conductas sin involucrarnos emocionalmente, es decir, sin asco, sin pena, sin que nos mueva nada dentro de nosotros, con indiferencia. Pero psicológicamente hay un por qué no nos deja impertérritos el observar esas conductas sexuales que nos pueden llegar a parecer deleznables. Podríamos sencillamente no estar de acuerdo, pero ¿por qué el rechazo –a veces frontal– ante esas conductas, incluso cuando nos imaginamos a nosotros mismos haciéndolas? Detente, querido lector, un segundo, porque te propongo jugar con tu propia percepción e imaginarte haciendo por un segundo lo que has leído en la primera página de este capítulo. Elige las conductas que más rechazo te produzcan para hacer este ejercicio mental:

• Imagínate viendo a alguien por Internet para decirle lo que más desearías y hacerlo ante la cámara.
• Imagínate realizando tu fantasía sexual más profunda con el modelo o la modelo de una revista que hayas visto últimamente.

- Contempla por un segundo lo que más asco te dé sexualmente y siente por un instante que esa práctica la haces con amor, con desenfado o sencillamente para confirmar que no te gusta.
- Imagínate desnudándote ante cientos de personas haciendo de *stripper* en un escenario.
- Elige un objeto que te parezca especialmente llamativo de tu casa e imagínate que lo usas sexualmente para excitarte.

Puede parecer que incito a la perversión o a la provocación, cuando a lo que invito es a reconocer nuestros límites, nuestros gustos, y a conocernos a través de lo que un reputado psicólogo (Gustav Jung) llama la *sombra* (AA.VV., 1992), es decir, nuestro lado más oscuro, que suele expresarse en las emociones negativas, en los rechazos, ascos, penas, miedos o aversiones. En el fondo, lo que rechazas es algo que forma parte de ti, una cuestión que depende de tu educación y de tu cultura. Y no a todo el mundo le disgusta lo que a ti: hay personas a quienes el que les hagan sexo oral les produce un asco enorme, y otras personas llegan al orgasmo a través de ello:

- A unos les gusta comer con las manos y otros lo detestan.
- Hay quienes disfrutan besando.
- Hay personas que disfrutan de la penetración anal (sean homosexuales o no) y otras lo detestan (en las mismas condiciones).
- Hay quien tiene miedo a que, si entra en un juego masoquista, se pueda enganchar. Y otros que lo hacen una vez y nunca más repiten la experiencia.
- ¿Por qué succionar un dedo que nos hemos cortado no nos causa rechazo y succionar una fusta o el ano sí?
- ¿Qué hay de diferente en besar una boca o el tacón de mi pareja, que para mí es símbolo de su boca?

Lo que quiero decir para concluir es que el rechazo que te produce lo que sexualmente te parece pervertido puede ser transitorio o no, pero no es ningún drama ni ninguna perversión sexual en quienes lo eligen. Ni es tampoco ningún síntoma de trastorno mental si no se han dado las circunstancias señaladas anteriormente de dependencia y afectación a la vida más allá del ejercicio del puro placer.

Puedes además aprender a disfrutar de lo lúdico del sexo virtual o con objetos (consoladores, vibradores, anillas, bolas) con tu pareja, así como a hablar a distancia de los deseos sexuales y a crear situaciones nuevas y excitantes si queréis darle vida a la relación sexual en momentos de aburrimiento. Puedes encontrar una versión creativa en todo esto si contemplas puntos de vista más amplios, sin que por ello tengas que llegar al extremo de pensar que estas prácticas sexuales destruirán el concepto de la familia. ¿Por qué? Quizás –en algunos casos– hasta las unan: cuando una pareja está distante a causa del tedio, además de la comunicación, quizás valga la pena plantear alternativas divertidas y sorprendentes.

LO QUE ES DESVIADO Y LO QUE SIGUE LA VÍA DE NUESTRA SOCIEDAD

El hecho de que a sólo unos pocos les gusten ciertas cosas (quienes no siguen la norma general a nivel sexual), no es una excusa para que no integremos en nuestra sociedad a quienes tienen manifestaciones sexuales diferentes.

Cuando se plantean opiniones sobre las prácticas sexuales, creo que perdemos de vista que la vida la vivimos todos, y no sólo quienes creen en un estricto concepto de normalidad.

Muchas veces defender o no las libertades sexuales ha pasado por incorporar el concepto de *desviación*,[6] o *inversión* de las conductas sexuales que, entiendo, se refiere a que no siguen las vías. ¿Y qué vía es ésa? Pues será la de quienes dicen que lo correcto sexualmente es lo que ellos establecen (con el respaldo de una cultura y moral determinadas).

Pero hablar de desviación carece de sentido, dado que no existe una sola vía para el placer. El placer puede conseguirse de mil maneras diferentes, y unas vías las comparten más personas y otras menos, pero vías son todas.

De hecho, tenemos un precedente histórico que puede apoyar este discurso: la homosexualidad, hasta hace muy poco, se consideraba una enfermedad mental.[7] Y no sólo en los manuales y clasificaciones de psicopatología se consideraba que era un trastorno mental o del carácter, sino que en la propia ley española de hace años la homosexualidad estuvo integrada dentro de lo que se denominaba *la ley de peligrosidad social*. Es decir, las nuevas generaciones van eliminando la etiqueta de patológico a aquello que durante un tiempo lo es. Salvo opiniones morales, no científicas, hoy en día la ciencia habla de la conducta homosexual como una orientación más, y de hecho la Organización Mundial de la Salud la incluye (como vimos en el capítulo 8) entre las diversas alternativas sexuales.

Quizás acabe sucediendo lo mismo con las ahora consideradas parafilias o trastornos sexuales desviados. Quizás dentro de unos años, cuando la ciencia se libere más aún de la contaminación de los prejuicios morales y la inevitable pertenencia

6. Como si sólo hubiese una vía y se llama desviado a lo que se sale de ella.
7. En el registro de patologías mentales denominado DSM (listado categorizado oficial de la American Psychological Association), la homosexualidad estuvo incluida como un trastorno. Por suerte, el DSM se revisa, y ya hace años que en las últimas revisiones no se incluye la homosexualidad.

a un contexto cultural que todavía sufre, podremos mirarnos a los ojos diciendo que el sexo virtual, el masoquismo consciente o el travestismo no representan ninguna perversión en sí. Y así podremos reconducir las investigaciones sobre lo que es perverso o no que, vuelvo a reiterar, no depende de las conductas concretas, sino del propósito al que sirven: si sirven para la diversión, ¿qué patología hay? Si sirven para eludir la propia vida, claro que hay patología, pero debido a la adicción o la evitación que el sujeto presenta de fondo, no por la conducta en sí.

Pero al final tú eliges: si para ti algo es perverso..., adelante con tu consideración. Si no lo es, adelante también. Nadie puede resolverte lo que es una responsabilidad tuya resolver como propio. Yo estoy utilizando para referirme a estas conductas sexuales la expresión *maneras alternativas de vivir la sexualidad*, queriendo decir con ello que ahí están, que son otras manifestaciones que puedes tomar o no en consideración.

Y un dato más: según los investigadores que estudian las maneras alternativas de vivir la sexualidad, éstas se perciben con más frecuencia en hombres[8] que en mujeres, empezando a desarrollarse en la adolescencia. La única excepción a esta regla parece ser la conducta masoquista, que, aunque se observa en ambos sexos de forma bastante acusada, tiene una incidencia algo superior en las mujeres (conectaré todo esto con temas culturales y de roles sexistas asociados a los gustos sexuales que tenemos).

Pornografía, sexo telefónico y virtual

Pornográfico es un término circular que desde mi perspectiva no define nada que no sea lo que piensa un determinado núme-

---

8. Probablemente debido a la mayor libertad reconocida culturalmente en el hombre.

ro de personas, es decir, que es un concepto relativo a quien lo
usa. ¿Qué es para ti pornográfico?

- ¿Ver revistas o páginas de Internet?
- ¿Lo que hay dentro de un *sex shop*?
- ¿Las fantasías que nunca llegas a realizar?
- ¿Lo que hacen las personas con sus genitales y va más allá
  de que el chico introduzca su pene en la vagina de la chica?
- ¿Ver películas donde se hace sexo de manera explícita?

Hay muchas definiciones de pornografía. Algunas que he
consultado llegan a estar de acuerdo en que pornografía es sinónimo de obsceno, y obsceno es lo que resulta ofensivo al
pudor o la moral establecida, o sea, algo indeseable según una
moral mayoritaria. Y en otras definiciones he podido encontrar más pistas que apoyan mi intención: las expresiones obscenas *serían aquellas que muestran la sexualidad como algo
desconectado del resto de los sentimientos e intereses propios de la vida*,[9] con lo que estamos confirmando reflexiones
ya realizadas en anteriores capítulos:

- Que la sexualidad se considera según un modelo imperante y oficial que cree que sexo sólo es lo que se conecta al
  resto de sentimientos o al amor. La creencia de que, si el
  sexo no se vincula al amor o a los sentimientos, es malo, lo
  cual ya sabemos que sólo es una alternativa que puedes
  elegir o no.
- Que existe un único modelo de intereses en la vida. Es decir, se induce a creer que los seres humanos que tienen intereses sexuales en sí mismos sin conectarlos con otros
  intereses vitales tienen trastornos mentales.

9. Extraído de Micronet (1999).

En terminología sexual, las definiciones de manuales y tratados tienen un enorme sesgo cultural, es decir, definen los términos en base a la ideología moral imperante, si bien esta circunstancia sabemos que avanza y que no es igual en todas las épocas de la historia. Lo que hoy algunos consideran obsceno, mañana no tiene por qué serlo, ni además sería obscenidad en todas las situaciones. Por ejemplo, en el arte: ¿es obsceno ver *La maja desnuda*[10] de Goya o desnudos en las pinturas de Rubens y de Tiziano? Claro que no. Así pues, parece ser que lo que hay en los museos no es pornografía según la época, pero lo que hay en Internet sí. Quizás, a lo que llamamos pornográfico, es una sutil manera de desautorizar el uso de la propia libertad. Y, por favor, que no se confunda lo que estoy diciendo con que legitimo la pornografía infantil o el abuso sexual a seres humanos. Éstas serían conductas que transgreden el principio de libre elección y hacen daño a otros, lo cual representa los límites permanentes de mi discurso.

Creo que debemos circunscribir la pornografía a lo que es para cada sujeto. ¿Por qué un diccionario no define pornografía como aquello que un sujeto considera que es obsceno para él, entendiendo que ese concepto de obscenidad es el que él define en base a sus intereses y aspiraciones vitales...?

Creo que el hecho pornográfico es un producto de nuestra cultura, aunque paradójicamente la cultura y la moral pretendan justo lo contrario. Como es consecuencia de la economía capitalista que haya ricos y pobres. Y no pretendo criticar la cultura ni decir que deberíamos tener otra.[11] Sólo analizo lo que

---

10. En el momento en que Goya pintó *La maja desnuda*, como el personaje tiene vello en el pubis, no se consideró una obra de arte como los desnudos de Tiziano o Rubens y no se expuso en el Museo del Prado de Madrid hasta el siglo XX, mientras que las obras de los otros dos pintores sí que estuvieron expuestas.

11. Bueno, como buen idealista, me encantaría que fuese otra o al menos que tuviera otros tintes.

hay y creo que el hecho pornográfico es una consecuencia de la represión moral, del exclusivo énfasis en relaciones cerradas autoimpuestas (en lo que llamamos parejas que no se asumen como tales), en una masculinización de las relaciones sexuales en general y en una distribución sexista de roles y responsabilidades. Es decir, que el hecho pornográfico sirve a un propósito del que no nos hemos de asustar. Y no creo que la solución psicológica sea la de reprimir o evitar la pornografía. Eso volvería a alimentar la tendencia a buscar lo prohibido y a hacer de lo prohibido una obsesión.

Y, por otro lado, considero que la pornografía es contracultura y un modo mediante el que nuestros patrones de vida, nuestra sociedad y nuestra moralidad se permiten ensanchar los rígidos límites existentes en las costumbres y usos sexuales. Pero de manera escondida y soterrada, porque parece que aún no estamos dispuestos a soportar el poder plantearlo claramente. Preferimos disimular, enlatar o maquillar la verdad o, al menos, esconderla. Saber dónde está, pero que no se note demasiado.

La pornografía sería sencillamente poner en un papel, vídeo, revista o portal de Internet lo que no asumimos como propio en las relaciones sociales del día a día, y se ha relegado a la sombra (a lo oculto), un submundo que no nos permitimos abordar de manera clara y abierta. Por eso la pornografía tiene y tendrá un sentido y una razón de ser, porque alimenta el deseo y la necesidad de libertad (mal entendida quizás) de algunas personas.

Además, la pornografía es un fiel reflejo de las elecciones sexuales de los hombres, más que de las mujeres, o sea que es un instrumento de manifestación más del sexismo. Según Hite (1981), la pornografía es propia de hombres, está diseñada y editada por hombres para atraer mayoritariamente a hombres (lo cual no significa que no haya mujeres que la consuman, sino que el modelo sexual que subyace al hecho pornográfico tiende a mostrar tendencias más masculinas que femeninas desde el estereotipo social).

Hay personas que también ven en la pornografía una fuente educativa alternativa, es decir, que podemos aprender con ella usos y pautas sexuales.

Mi opinión al respecto es que lo que se aprende en este sentido son copias de prácticas y modelos sexuales que quizás no están personalizados. Si no hubiéramos tenido modelos sexuales sacados de revistas o de vídeos, tal vez habríamos podido desarrollar nuestra propia intuición creativa o inventar nuestros propios deseos, sin imitar previamente un modelo ideal.

Usos posibles de la pornografía
sin que ello signifique trastorno mental

- María intercambia fotos de parejas haciendo sexo con otros hombres y mujeres. A veces se excita viéndose en esas situaciones y algunas veces lo pide a las parejas con las que mantiene relaciones sexuales.
- Luis navega por Internet para localizar páginas de sexo entre mulatos/as. Le encanta el contraste de escenas de sexo entre personas de diferentes razas.
- Adriana y Laura están buscando nuevas experiencias como pareja: han ido a un *sex shop* para probar instrumentos y elementos que les ayuden a llevar a cabo sus fantasías sexuales como pareja.
- Esperanza ve películas con sus parejas sexuales. Está pasando por un momento en el que no tiene mucha efusividad sexual, y ver películas le sirve para motivarse.
- Manuel e Isidro ni siquiera se conocen, se llaman por teléfono algunas noches para excitarse y llegar al orgasmo.

ZOOFILIA, FETICHISMO, VOYEURISMO Y EXHIBICIONISMO

El sexo no tiene por qué ser sólo lo que obtienes mediante relaciones físicas con otras personas. La mente es el órgano sexual por antonomasia, y con ella puedes idear e imaginar todo lo que quieras y más, sin que ello tenga por qué ser perjudicial para tu salud física o mental. De ahí que se hayan desarrollado todo tipo de variantes sexuales que tienen que ver con personas, o no, y también con objetos, animales, fantasías, nuevas sensaciones. Cuando tus prácticas sexuales son conscientes y libres, sin que ello signifique que dependas adictivamente de ellas, el recurso a instrumentos no tiene ningún peligro, salvo en el caso de la zoofilia (sexo con animales),[12] donde el animal no tiene margen de elección y se ejerce violencia sobre él. El sexo con animales a veces es huida del sexo con personas y, dado que la voluntad del animal no existe, puede ser una conducta de riesgo para la propia integridad y para la vida del animal en cuestión.

El mito de los yorkshire y los caniches

Escribiendo este libro llegó a mis oídos la tendencia –descrita por una amiga veterinaria– de algunas señoras mayores de comprar perros pequeños –tipo las razas yorkshire o caniche– para encontrar un juguete sexual en el animal. Según mi amiga, estos perros pueden entrenarse para que con su pequeña lengua laman el clítoris de quienes así lo requieran.

---

12. Para entender y ampliar conocimientos sobre la zoofilia, recomiendo ver o leer la obra de teatro *La cabra o ¿quién es Sylvia?* del dramaturgo Edward Albee, el mismo autor de *¿Quién teme a Virginia Woolf?*

En este apartado también entrarían otras tendencias como son la gerontofilia o la pedofilia (sexo con ancianos o con niños). En el sexo con mayores, al ser adulto y ser consciente de lo que haces, el único riesgo –si lo hay– es el de que aceptes si es tan usual como hacer sexo con personas de otras edades. Si detectas cierta tendencia a mantener sólo relaciones con personas mayores y ello te preocupa, entonces puedes sospechar algún tipo de dependencia o de huida. Pero si la gerontofilia es libre y gozosa para ti, adelante.

Casos de gerontofilia que pueden denotar
dependencia o falta de libre elección

- Mayte tiene veinticinco años y los chicos de su edad no le atraen sexualmente. Pero cuando ve a hombres de más de sesenta años que le atraen físicamente se siente segura y protegida. Con Mayte se metían todas sus amigas, y sus padres nunca quisieron saber nada de sus amistades. Ello la llevó a independizarse pronto y a aislarse de las personas de su edad.
- Paco tuvo su primera experiencia sexual con un hombre mucho mayor que él y a los dieciocho años. Aunque fue libre y consciente, reconoce que sólo los hombres mayores le seducen. Intentó mantener una relación con un chico de su edad, pero la historia acabó mal. Dice que no puede evitar que le gusten los hombres mayores.

En algunos casos de gerontofilia he podido observar que hombres o mujeres no pueden evitar esa atracción debido a lo que en psicología se llama una fijación emocional inconsciente (lo cual no tiene por qué implicar ninguna consecuencia más allá de que se reconozca). Suele deberse a razones muy personales: el caso de Mayte tiene que ver con cierta necesidad de seguridad y protección que ella deposita en sus parejas sexuales. Y con Paco sucede que quizás la primera relación sexual le marcó. Creo que es uno mismo quien ha de decidir si una relación es perjudicial o no, teniendo en cuenta si la elegimos libremente o si, por el contrario, se trata de un enganche. Y en el caso de que lo sea, se impone un trabajo psicológico consciente para manejar esa dependencia, si bien también está la técnica de la aceptación: no es extraño ver a parejas de adultos con grandes diferencias de edad, y ello no refleja más que otra alternativa de vida.

Con la pedofilia entramos en otra dimensión: desde el momento en que esta cultura establece la mayoría de edad a los dieciocho años, el sexo con menores de esta edad representa violar a un ser humano, violar una prohibición, y es ilegal. Y lo más importante: las investigaciones cuentan que suele haber trastorno mental en quien recurre a los niños como parejas sexuales.[13] Cuando habitualmente se practica la pedofilia y se consume pornografía infantil (ambas cosas suelen ir asociadas), podemos hablar de dependencia. Además, estas personas suelen actuar de forma furtiva y sin control, lo que es una señal de que algo no está funcionando.

Hay frecuentes casos en que la pedofilia se da entre padres e hijos, o bien los que abusan son miembros adultos de la familia. O sea, estas personas actúan en un lugar donde se sienten seguros, y su secreto queda guardado en el seno cerrado de la familia, si bien hay casos en que el abuso infantil lo ejercen personas cercanas al niño (maestros, amigos de la familia) o lejanas (desconocidos).

El deseo del padre pedófilo es muy difícil de reconocer, pero si se consigue, podemos hablar del inicio de la curación mental de esa tendencia. Son pocas las veces en que los padres llegan a decir "qué buena está mi hija" aunque lo piensen. Una vez, en un curso de desarrollo personal, alguien intervino cons-

---

13. Puede ser que quienes abusan de niños hayan sido, a su vez, abusados sexualmente en su infancia.

ternado (tras un ejercicio de mucha profundidad). «Estoy preocupado –dijo– porque cuando mi hija adolescente se sienta en
mis rodillas... tengo una erección.» El caso es que existe como
deseo, aunque choque con la moral y la legalidad.

La pedofilia viola el esencial principio de la libre elección
de la víctima: los menores de edad no eligen y participan de
manera forzada en el sexo con mayores. Por lo tanto, el adulto
no respeta la libertad del niño y actúa de manera oculta, ame-
nazando incluso al pequeño para que no diga nada a nadie.

Tenemos, por lo tanto, todos los ingredientes de que se trata de una práctica sexual que implica trastorno mental: abuso,
violación, furtividad, amenaza... Si es éste tu caso, te animo a
ponerte en manos de un profesional.

Por su parte, las personas fetichistas utilizan cosas inani-
madas (objetos, ropas...) para excitarse y llegar o no al orgasmo.
En las antiguas culturas de cazadores y recolectores, existía el
fetichismo cultural: se idolatraban objetos, figuras, amuletos...
Algo que, de hecho, seguimos haciendo: en las iglesias se ado-
ran imágenes, en contextos militares se arrestan los fusiles y
camiones que han participado en desastres o accidentes... Así
que no resulta extraño que también esta tendencia cultural llegue al sexo.

Casos de fetichismo sexual

- Matías idolatra las botas de militares, le encanta besar la de sus parejas sexuales. Siente la máxima excitación cuando se ve en el suelo, encadenado.
- Clara ha usado alguna vez consoladores manuales para sus prácticas sexuales, pero últimamente prefiere las verduras, así que busca calabaci-
  nes, berenjenas y frutas grandes con las que excitarse.
- Ismael se viste de bombero para excitar a Vanesa. La ropa de uniforme les
  pone a cien a los dos y es un recurso maravilloso cuando llegan del trabajo.

Hay muchos tipos de fetichismo y, además, el fetichismo se combina con otras manifestaciones sexuales como el sadomasoquismo (fetichismo masoquista) o el travestismo (fetichismo travestista, que es diferente al travestismo a secas, del cual hablaré más adelante). El fetichismo travestista suele darse en hombres heterosexuales y tiene por objeto llegar al orgasmo poniéndose ropas de mujer. Pero la base del fetichismo es la misma en todos los casos: que la excitación se consigue con objetos y no con personas.

En los casos anteriores, las personas pueden recurrir al fetichismo en alguna ocasión puntual para proporcionarse placer, o bien puede ser una práctica habitual que ayude a aliviar la ansiedad y las tensiones personales. Así pues, cuando sólo sientas excitación sexual y llegues al orgasmo a través de fetiches, es posible que sufras una dependencia. Pero si en tus relaciones sexuales combinas el fetichismo con otras prácticas, estás ejerciendo tu libre elección.

El voyeurismo sería la necesidad de mirar con el fin de excitarse (sin participar) a personas que o bien simplemente están desnudas, o bien están manteniendo relaciones sexuales. Y el exhibicionismo es una práctica complementaria: excitarse siendo vistos. Hay autores que ven patología en las personas que lo practican, si bien insisto en que cuando ambas partes (los vistos y los que miran) están de acuerdo, y además se hace como parte de la búsqueda del placer sexual, no existe riesgo alguno. En cambio, cuando los que se exhiben no piden permiso a otros (y precisamente muchos exhibicionistas se excitan así exclusivamente), entramos en la violación de la libertad del otro –recurrir a la excitación sexual en contra de la voluntad de otra persona es un tipo más de violación–, como podemos ver en el siguiente caso:

El exhibicionista en la terraza de enfrente

Un día que Marta estaba comiendo vio algo que la dejó pasmada: un señor de unos cuarenta años se había desnudado en la terraza de enfrente de su casa. Primero se quitó la ropa, luego se tocaba diferentes partes de su cuerpo y, finalmente, se empezó a masturbar ante la expresión atónita de Marta.

Cuando se producen estas situaciones de violación de la intimidad de otros, podemos sospechar la existencia de una patología (además de que pueda ser delito), si bien he de mencionar que la misma esencia del exhibicionismo está de moda en un servicio sexual que ahora podemos comprar y que en las despedidas de solteros y solteras se ha prodigado mucho: *el striptease*. Ello ha dado lugar a un nuevo tipo de trabajo, el de *los strippers*, personas que se desnudan al ritmo de una música de fondo y que puedes contratar para enviar como regalo a quien tú quieras. En esencia, se trata del mismo mecanismo del exhibicionismo o el voyeurismo, en tanto que unos ven y otros se muestran. Esto quiere decir que cualquier práctica sexual diferente vende.

Lo que es un trastorno a veces tiene su origen en ciertos hábitos culturales. Y nos podemos echar las manos a la cabeza leyendo el caso de Marta y vociferar que cómo es posible que algo así suceda, pero en cambio ver hombres desnudos en un escenario en una despedida de soltera sí que lo entendemos. Se ve que los contextos son los que dan sentido a la hora de percibir que algo es depravado o divertido.

Insisto en que la diferencia fundamental está en que se elija o no (Marta no eligió ver a un hombre desnudo masturbándose, pero hay quienes pagan por verlo). No obstante, el mecanismo psicológico es el mismo: nuestra cultura tiende al exhibicionismo en muchos aspectos: el emocional (véase los programas de televisión donde se habla de sentimientos y emociones de otros o se cuentan historias de personajes llegando a la más absoluta violación de la intimidad), el físico (nos encanta ver modelos, gente encima de escenarios que hace o deja de hacer cosas) y mental (saber de la vida y desgracias de otros para sentir que a nosotros no nos pasa lo mismo; por ejemplo, padecimiento de enfermedades, hijos delincuentes, problemas de drogas en la familia, etc.).

Por lo tanto, estas situaciones generan morbo social, pero se revisten y maquillan de legalidad cuando puede ser tan moralmente inaceptable como el exhibicionismo sexual descrito anteriormente. Siguiendo una idea del psicoanálisis, el exhibicionismo conecta de forma inconsciente con la necesidad de ser alguien, de ser vistos o tenidos en cuenta, y de ahí que se deriven conductas –algunas toleradas socialmente y otras no– que usen la exhibición como un medio para sentir que somos alguien.

Quiero citar finalmente otras conductas consideradas también parafilias: el *frotteurismo*, es decir, la necesidad –suele ser compulsiva– de llegar al orgasmo frotándose con personas en contra de la voluntad de éstas. Puede pasar en el metro, en autobuses o en espacios abiertos en los que hay hacinamiento. Dicen los estudiosos del tema que se da con más frecuencia en chicos de quince y veinticinco años.

También está la necrofilia, que es una inclinación morbosa hacia los cadáveres que puede acompañarse de excitación sexual. Para lectores curiosos por este tema recomiendo la obra de Apollinaire *Las once mil vergas*.

Por último mencionaré la coprofilia, que se caracteriza porque la persona obtiene placer y experimenta excitación sexual oliendo o saboreando heces o al defecar. Y también hay personas que se excitan con la orina.

SADOMASOQUISMO

En un anuncio de la sección de contactos de un diario leí una vez: «Ven al mundo del sado, el sexo del futuro».

La cara superficial de las prácticas sadomasoquistas es que algunas personas se visten con ropas de cuero ajustadas y utilizan tejidos ceñidos, lo que concuerda con la estética futurista de las películas espaciales. ¿Vendrá de ahí lo que proclamaba el anuncio como sexo del futuro? Porque otra explicación puede ser que las prácticas sexuales que ahora tenemos evolucionarán y que nosotros evolucionaremos en el futuro hacia el sadismo. Debe ser que quien lo dice se aburre con la sexualidad que experimenta actualmente.

No creo que el anuncio esté vaticinando lo que sexualmente sucederá en el futuro, sino que sólo revela el gusto sexual de quienes practican el sadomasoquismo o de quien escribió ese anuncio, que quizá intentaba legitimarlo para venderse. Pero más allá de la cara superficial de los disfraces y objetos que puedan usarse en las relaciones sadomasoquistas está la necesidad, el deseo que se expresa tras los rituales y el propósito al que sirven estas manifestaciones sexuales.

El sadismo consiste en disfrutar sexualmente con el dolor que se inflige a otros, y el masoquismo en la búsqueda del placer a través del dolor que podemos sentir. Y tras esta definición genérica hay muchas variantes de dominación y sumisión, es decir que las relaciones sadomasoquistas muestran un sistema de roles muy bien establecido en el que unos y otros (independientemente de su sexo biológico) desempeñan el papel que la pareja sexual les adjudica y que suplanta o acompaña a la excitación sexual y al orgasmo.

Los roles pueden causar excitación

Pedro llamó a un anuncio en el que otro hombre se anunciaba como amo.

–Mira, llamaba por el anuncio que has puesto... –comenzó.

La persona al otro lado del teléfono le interrumpió:

–Para empezar, trátame de usted y llámame señor.

Y le colgó.

Para Pedro el juego ya había comenzado. Se dio cuenta de que se había excitado incomprensiblemente y entonces volvió a llamar:

–Perdone, señor, llamaba por el anuncio.

Y a partir de ahí inició una relación de sumisión que le satisfizo sexualmente sin más implicaciones.

Dicen los autores que hay un perfil masoquista más desarrollado en mujeres y en hombres homosexuales que en hombres heterosexuales. Y yo creo que ello responde a la identidad sexual percibida –la identificación con roles–, más que al sexo biológico en sí. El caso de Pedro lo ilustra.

La identificación con roles tiene mucho que ver con cuestiones educativas y culturales: cuando la dominación y las relaciones de poder que hemos vivido de pequeños, así como las relaciones de jerarquía y mando no se integran o han causado represiones, pueden dar lugar inconscientemente a mecanismos de supervivencia más o menos aparentes que acaban usando el sexo como una pantalla de repetición.

Así pues, las prácticas sadomasoquistas también pueden ser una elección o constituir una dependencia. Y en este sentido hay toda un gama de versiones y usos según cuáles sean las circunstancias de las personas que participan en ellas. Y es que, al igual que en las anteriores manifestaciones sexuales descritas, hay quien emplea el sadomasoquismo en un momento dado para aumentar el placer, y hay quien es sadomasoquista para repetir compulsivamente problemas de represión de su his-

toria, ya sean dominadores o sumisos compulsivos irrefre-
nables. En estos casos suele haber patología, y la conducta de
dominación y/o sumisión puede estar presente en otros aspectos de la vida (es decir, que se trata de personas intimida-
doras o sumisas que no manejan sus propios estilos de personalidad).

Prácticas sadomasoquistas

- Mauricio ha pedido a sus parejas sexuales intercambiar roles de dominación y sumisión. A veces le encanta dominar y a veces ser dominado.
  Prefiere que sus parejas le hablen e imponer o que le impongan cosas
  que él asume o no mientras se excitan.
- Mónica prefiere dominar a chicos mientras éstos le imploran que les ate
  o fustigue en las piernas.
- A Juana le encanta el *spanking*[14] y simula con su amo que *ella* es la
  alumna desobediente y él el maestro, o bien que ella es la hija que se por-
  ta mal y él el padre que la azota cuando desobedece.
- Salomé busca hacer de sumisa con mujeres de mayor edad que ella. Una
  vez lo probó y le encantó, pero normalmente mantiene relaciones sexuales con personas de su edad y sin relaciones de sumisión.
- Jaime se describe como amo y tiene varios esclavos y esclavas con los
  que realiza lo que él llama sesiones en grupo de dominación, disciplina
  y penetración. A veces se reúne con otros amos y comparten a sus esclavos.
- Raquel es una mujer sumisa cien por cien, sólo siente placer cuando se
  siente inmovilizada y dominada por un hombre que llega a insultarla.
- Lorenzo sólo participa de sumiso con un ama que le recuerda a su madre. La obedece y respeta, y no sólo durante sus encuentros, pues su vida
  consiste en servirla y procurarle placer dándole lo que ella le pide.

Como puede verse, en las prácticas sadomasoquistas hay
rituales muy establecidos, códigos entre los participantes, asun-

---

14. Azotar en las nalgas.

ción de normas, repetición estereotípica de pautas sociales, obediencia a la autoridad, sexismo... O sea, la base de la excitación sexual son conceptos mentales que se llevan al sexo en forma de repetición. Y como puede observarse, a medida que aumenta la dependencia (véanse los casos del final) hay menos libertad de elección en los sujetos.

La solución a problemas de sadomasoquismo patológico está en el manejo de la conducta sexual como un enganche más, entendiendo que la conducta sexual tan sólo es un reflejo de necesidades psicológicas y emocionales que no se han elaborado en el proceso de maduración de las personas.

Para ampliar la comprensión sobre el sadismo y el masoquismo recomiendo ver la película *La secretaria* del director Steven Shainberg, del año 2002. En este filme se plantea la aceptación como medio de encajar el sadismo de un jefe y la sumisión de su secretaria.

TRAVESTISMO

Algunos casos

- Laura llevaba tiempo echando a faltar piezas de su ropa interior. Tras varios meses de indagación, la solución del misterio le resultó sorprendente: Roberto le confesó que se masturbaba vistiéndose con su lencería y que fantaseaba haciendo de mujer.
- Entre Carlos y Paco se suceden los roles: cuando uno se viste de mujer el otro desempeña el papel de hombre, y viceversa. Se excitan y juegan sexualmente mientras interpretan que pertenecen a un sexo u otro.
- Marcos está felizmente casado y es el actor principal de un espectáculo de *dragqueens* en el que se viste pomposamente de reina de la noche y escenifica números travestistas. Le pagan por ello y es una afición que le reporta diversión y apoyo económico.

Quizás el caso socialmente más reconocido como travestismo sea el de Marcos, un hombre que se viste de mujer y que actúa en espectáculos y *pubs* nocturnos, pero el travestismo llega a conductas más complejas, como puede verse en los casos de Roberto o de Carlos y Paco. El travestismo suele darse en hombres heterosexuales y homosexuales, y tiene que ver con buscar la interpretación y/o identificación con el sexo biológico opuesto mediante juego de roles. En algunos casos podría hablarse de que mediante el travestismo se vive la parte femenina que tienen los hombres.

Cuando el manejo del travestismo es consciente y controlado, puede ser una manifestación más de la sexualidad sin grandes consecuencias en otros terrenos de la propia vida. De hecho, los hombres que actúan en espectáculos nocturnos son seres humanos con perfecta identidad de género (masculina) y claridad en sus relaciones sexuales, por lo que el hecho de que elijan ropas del sexo opuesto para exhibirse no ofrece más problema que el puro deseo de hacerlo.

En el resto de casos creo que cada persona debería analizar si se traviste o no de manera encubierta y qué finalidad tiene para ella esta práctica. Si lo hace a escondidas (como Roberto, la pareja de Laura), debería averiguar si hay algo que le hace sentir vergüenza, o si existe sentimiento de culpabilidad por sentir un deseo que no reconoce como legítimo.

Por otra parte, el travestismo de Roberto no tiene por qué significar que, en el fondo, sea un transexual que desea ser mujer. Éste suele ser un error asociado a los travestis, y, como ya vimos en el capítulo 3, una cosa es el transexualismo y otra el travestismo: quien se viste como el sexo opuesto no tiene por qué desear cambiar de sexo. Y cada sujeto habrá de valorar si se mantiene o no en la dualidad –un deseo sexual oficial con la pareja y otro no oficial (el que hace como travestido)–, para qué lo hace y si le satisface o no hacerlo.

Creo que debemos ser transparentes, no sólo con los demás, sino sobre todo con nosotros mismos, porque el propio deseo sexual abiertamente reconocido nos llevará a cotas progresivas de evolución personal y madurez como personas.

Cuando la prostitución es un deseo

No pretendo hacer aquí un alegato a favor o en contra de la prostitución,[15] sino incluir, en este capítulo en el que se habla de maneras diferentes de vivir el sexo, un tipo de conducta sexual que consiste en excitarse cuando se cobra por practicar sexo, o bien en recurrir a prostitutos en vez de buscar el sexo que no involucre el pago.

Por lo tanto, no voy a hablar de prostitución como hecho social sino como deseo sexual. Y habría dos variables:

- Las personas que usan y recurren al sexo de pago como alternativa sexual.
- Las personas que se prostituyen no por necesidad económica, sino para excitarse al mantener relaciones sexuales.

Casos ilustrativos

- Vicente no se atreve a mantener relaciones con chicas de su edad, así que utiliza lugares donde puede encontrar sexo directo y rápido aunque sea pagando.
- Carlos y Sandra son pareja y, de vez en cuando, contratan los servicios sexuales de un chico para hacer tríos. A Carlos le gusta sentir cómo el chico le penetra a él mientras él penetra a su pareja.

---

15. Y por supuesto que no hablo ni justifico la prostitución cuando se ejerce forzadamente o como medio único de supervivencia para personas sin recursos económicos.

- Tomás tiene treinta y cinco años. Más allá de que gane o deje de ganar dinero, dice que prostituirse le sirve para conocer a personas de alto nivel y acceder a contactos que, de otra manera, no podría obtener.
- Mara está casada, pero va a un centro de alto nivel en el que se prostituye y mantiene relaciones con hombres que, de otra manera, no podría permitirse.

Como puede verse, no hay una fórmula fija ni para el uso ni para el propio ejercicio de la prostitución. Las opciones son diversas, pues hay personas, como Vicente, que usan la prostitución como vía de escape y huida de sus complejos –y quizás porque existen problemas personales de relación–, y personas como Mara que no se permiten –por su educación y nivel social– mantener relaciones sexuales abiertas si no es con la excusa de que les paguen.

Hay varias películas que han abordado el uso de la prostitución como un alternativa sexual asociada a diversas razones:

- En la película *Loca* (1987), de Martin Ritt, Barbra Streisand interpreta a una mujer que se prostituye como consecuencia de la educación que recibió de su padre. Cuando era pequeña –cuenta el filme–, su padre le daba dinero para que se callara y se supone que el ser prostituta de mayor es una manera de repetir la falta de amor de su padre. En este caso se trataría de una conducta patológica y dependiente, pues la prostitución se ejerce como consecuencia de un trastorno emocional de la infancia.
- En la película *Belle de jour* (1967), de Luis Buñuel (existe también un libro del mismo título), la actriz Catherine Deneuve interpreta a una señora de alta sociedad que siente deseos de prostituirse para escapar de la aburrida vida que lleva en general con su esposo.

Y estas alternativas no agotan todas las posibilidades reales que pueda haber: necesidad de experimentar, deseo de ser poseídos, sexo entendido como un intercambio de "doy a cambio de recibir", o el caso expuesto más arriba de Tomás, que usaba la prostitución como una oportunidad para establecer contactos de nivel... En muchos de estos casos, y cuando sólo se recurre al sexo pagado para permitirse la expresión del deseo sexual, existen dependencias o faltas de comunicación encubiertas que sería recomendable abordar de manera clara y abierta. Tomás podría acceder a niveles altos estudiando o trabajando, pero elige vender su cuerpo, bien como una vía rápida de acceso a lo que dice que quiere, o bien porque no cree que pueda vender otra cosa de sí mismo que no sea el sexo (falta de valoración personal).

En estos casos la prostitución parece funcionar como un código o símbolo, un lenguaje que sustituye una pretensión de algo: el nivel social, el aburrimiento con la pareja, la compensación por un trauma del pasado. La mente necesita compensar y, en el sexo, encuentra una pantalla excepcional, una manera de hacerse ver en tanto que la sexualidad implica la relación con el otro, al que se desea, pero que también asusta. Entonces ese otro actúa prácticamente de fantasma que necesita espantarse.

Pero cuando la prostitución se ejerce libremente y se solicita consciente y deliberadamente, conforme un acuerdo entre adultos (como el caso de Carlos y Sandra), podríamos pensar que es una alternativa más, con lo cual entraríamos en el actual tema de si la prostitución es legítima o no –¿cobrar o pagar por sexo es inmoral o inhumano para ti?– , si se debe legalizar o no, lo cual va más allá de la intención de este libro. Sencillamente he querido señalar algunos usos reales que se hacen de la prostitución.

EL SEXO TÁNTRICO

Aparte de todas las manifestaciones sexuales revisadas, quiero cerrar este capítulo haciendo mención de una alternativa sexual que tiene por objetivo prolongar el máximo tiempo posible el placer sexual sin necesidad de llegar al orgasmo (sin eyaculación en los hombres), pero apurando al máximo el límite de la propia energía sexual. El tantra es una alternativa que trasciende el sexo estereotípicamente masculinizado (cuyo lema sería inconscientemente "si no hay penetración no hay sexo") y que rompe la tendencia a considerar el sexo como una descarga para convertirlo en un momento de carga y de expresión creativa. Su fundamento está en el uso de la energía y procede de Oriente, de las culturas hinduistas (Rawson, 1992).

El tantra

Tantra (literalmente "trama") es también el nombre que reciben los textos o manuales prácticos de este conjunto de doctrinas; aunque los primeros tantra datan de los siglos IV y V d.C. y los más importantes se escribieron entre el siglo IX y el XIII, su origen se remonta a los cultos prearios agrarios relacionados con la diosa madre y su práctica se ha mantenido viva hasta nuestros días en la tradición popular.

El tantrismo se caracteriza por el culto a la energía femenina (Shakti) y por la aceptación de cada elemento del mundo fenoménico como un posible vehículo que puede conducir al estado de liberación total a través del ritual. En el tantrismo la energía sexual se convierte en un auténtico potenciador espiritual capaz de hacer al individuo trascender, siendo el cuerpo humano un microcosmos que reproduce en sí la estructura del universo. En algunos casos, las prácticas rituales tántricas implican la cópula sexual entre los participantes, y en las representaciones artísticas es muy frecuente la aparición de parejas eróticas (*mithuna*) que representan la unión de los polos del universo, la génesis cósmica y el estado anímico más próximo a la divinidad (Micronet, 1999).

Aplicado a las relaciones sexuales entre personas occidentales, el sexo tántrico es contracultural en tanto que plantea una alternativa al tradicional uso del sexo como excitación centrada en la mente y propone que se aproveche la energía física para llegar a un fin diferente: la integración personal y la integración con la pareja sexual en un plano más trascendente que físico. Los que practican el tantra dicen que beneficia la salud y es un preventivo contra el estrés, al tiempo que potencia la creatividad y la expansión de la mente.

Además se hace un uso de la sexualidad que conecta los planos físico, emocional, mental y espiritual, expandiendo la conciencia a espacios que traspasan las fronteras de la manifestación corporal; es decir, conectando con la energía universal y la percepción de unidad que defienden muchas tradiciones orientales.

CONCLUSIONES

1. Las hasta la fecha llamadas tradicionalmente parafilias o trastornos mentales asociados a prácticas sexuales pueden suponer, en algunos casos, maneras alternativas de vivir la sexualidad cuando el manejo que hacemos de ellas es responsable, libre y consciente, y responde a un fin que no se nos escapa de las manos y que no busca hacer daño a nadie y ni violentar a ninguna persona.
2. Las connotaciones de perversión, degeneración y escándalo que suelen tener algunas conductas sexuales tienen una explicación: los límites de nuestra propia experiencia y de la propia estrechez con que vemos los hechos que salen de nuestra zona de comodidad personal. En la medida en que expandimos nuestros límites accedemos a cotas supe-

riores de tolerancia y comprensión de nuestras propias represiones y de las conductas de los demás.

3. De ahí que hayamos propuesto que no todo lo que hasta el momento se ha considerado indeseable o perverso lo sea por la práctica sexual en sí, sino por el uso o abuso que de ella hacemos.

4. Quizás con más libertad sexual podamos desarrollar más tolerancia, y lo que hoy nos parece indecente o intolerable no lo sea en próximas generaciones.

5. Sobre todo porque la evolución humana en culturas occidentales tiende a la integración en todos sus sentidos (geográficos, de razas, económicos y, ¿por qué no?, sexuales), y hacia una apertura de los tradicionales esquemas morales e ideológicos sobre las manifestaciones sexuales. Ello permitirá a cada uno hacer lo que quiera –mientras no se viole la intimidad de nadie–, y sin imponer una teórica moral global para todos.

6. Esto no quita que haya conductas que indiquen trastorno mental o tendencia a la violación de otros seres humanos o animales cuando se usan forzándolos a participar en prácticas sexuales encubiertas.

11. CUANDO NO FUNCIONAMOS EN LA CAMA[1]

- Con tal de no quedar mal ante el hombre que ha conocido hace un rato, Vicky dice que sí cada vez que él le pregunta si le gusta lo que le hace. La verdad es que no se siente nada a gusto, pero le da corte decírselo. Lo mismo luego tienen amigos comunes y puede ir contando a los demás que es una estrecha.
- Mario está fascinado porque ha conseguido ligar con el chico que tanto le gustaba. Pero cuando están en la cama, a Mario no se le levanta ni un ápice.
- A Elena le duele cada vez que Pedro intenta penetrarla. Ella siente que le quiere, que es el hombre de su vida, que le encantaría que él fuera el padre de sus hijos, pero ya están acostumbrados a la canción de siempre: quieren hacer el amor, pero a ella le pasa algo. No es normal, dicen los dos, que ella sienta como si se quemara con el pene de Pedro.
- Cuando Yolanda está en fase de excitación, Juan Carlos hace una mueca de placer, silenciosa y discreta y luego dice: «Perdona, me he corrido», y se vuelve de espaldas mientras Yolanda, que estaba empezando a animarse, le dice que no importa, que esté tranquilo, cuando lo que habría deseado es continuar hasta ver las estrellas...

Cuando de relaciones se trata, los temas que afectan normalmente a las personas en el día a día (desacuerdos, sensaciones de injusticia, faltas de claridad, suponer que el otro piensa lo mismo que yo, agresiones, incomprensión, deseos que no se

---

1. Lo de la cama es una forma de hablar, ya que se puede tener sexo en la mesa de la oficina, en el coche, en el bosque o en el ascensor.

comunican...) también se reflejan en el plano sexual. Con el agravante de que el plano sexual está lleno de silencio –muchas veces– y las personas entablamos relaciones bajo lo que llamaré "la enorme suposición de que, por definición, ha de ir bien en la cama". Y digo "suposición" porque hay una idea de fondo que quizás nos machaque y sea algo así: «Soy una persona normal cuando todo va bien en la cama, si no, algo me pasa...». Como si el sexo fuese el indicador primordial de la propia salud y la salud de la relación, lo cual, en parte, tiene que ver con la excesiva importancia que nuestra cultura deposita en el sexo.[2] Inconscientemente, las relaciones sexuales son un barómetro o medidor de nuestra autoestima como seres humanos.

En los hombres el tema gira en torno a la erección: aquello de que *quien más sexo tiene es más hombre*, o incluso más persona y quien menos problemas tiene, lo cual es un esquema estereotípicamente masculino y de estilo sexual que considero que puede estar en la base de nuestro modelo oficial de sexualidad. Incluso se presupone que un hombre es más sano y válido cuantas más erecciones tiene.

Puedes probar con gente conocida el siguiente experimento: cuando se pide a personas en un grupo que dibujen un pene la tendencia generalizada es a dibujarlo erecto, nunca flácido. Es curioso, porque la mayor parte de las horas del día (salvo casos de priapismo)[3] los penes de los hombres no están erectos. Pero la imagen idealizada del pene es la erección. Y, yendo más

---

2. Y, como veremos, hay muchos casos en los que el sexo sí es un reflejo de la falta de salud emocional o mental de las personas, pero lo plantearé más como la falta de una conexión con uno mismo y sin que veamos esa falta de salud emocional como una oportunidad para acusarnos y machacarnos.

3. Desde un punto de vista clínico, el priapismo se define como una erección prolongada y dolorosa que no tiene relación alguna con el deseo sexual. Se ha descrito en todos los grupos y edades.

allá, en realidad es un símbolo de la potencia sexual masculina, del pleno desarrollo sexual como idealización. Y si a ello le añadimos que en la mente de muchos hombres se considera que el sexo sin penetración no es sexo, entonces tenemos la ecuación del estereotipo sexista más desarrollado en nuestra cultura: el mito de que la potencia (y por ende lo que es auténticamente varonil) equivale a erección permanente y disponible las veinticuatro horas del día.

Y en las mujeres el estereotipo sexista es tal vez el de tener que estar dispuestas siempre, ser agradecidas, *busconas o calentonas*, o complacer siempre al hombre. La expectativa en relación con la mujer es estar ahí, sin rechistar, aun en contra de su voluntad, para complacer los deseos del macho. Así, las mujeres quedan circunscritas sexualmente en el cliché de la receptividad y la sumisión.

Por lo general, en las mujeres (aunque también en los hombres) asociamos el malestar emocional a la falta de satisfacción sexual:

De hecho, hay frases del tipo:

- A ese tía/tío lo que le falta es un buen polvo.
- Está de mal humor porque anoche no folló bien.
- Todos tus problemas se te quitarían con un buen hombre.
- Necesita follar más.

En fin, que no es de extrañar que existan disfunciones sexuales[4] cuando estamos sometidos a estas imágenes sexuales torturadoras que reclaman de las personas tener una respuesta

---

4. Se llama disfunción sexual a la dificultad durante cualquier etapa de la relación sexual (que incluye deseo, excitación, orgasmo y resolución) que evita al individuo o pareja el disfrute de la actividad sexual.

sexual automática, inmediata e idealizada, cuando en la realidad no se busca ese deseo muchas veces. Como, si en el fondo, la solución de nuestros problemas fuese la terapia sexual.

No digo que en algunos casos el contacto sexual alivie y sea terapéutico, pero no por el mero hecho de tener relaciones sexuales, sino por lo que la relación sexual representa: el encuentro con otro ser humano en un espacio de intimidad que, muchas veces, rehuimos.

Yo diría que el hecho de que pongamos tanto énfasis en que la solución a nuestros problemas cotidianos es el sexo es porque implica el encuentro con otras personas; la sexualidad supone cercanía, relajación, abandono, flexibilidad y sensación de fluidez, cosas de las que no solemos disfrutar en nuestro día a día.

No creo que seamos mejores personas –mejores hombres o mujeres, o más humanos– por que tengamos más sexo (aunque en algunos casos pueda ser que más frecuencia sexual pueda aliviar algún problema), sino que ser mejores personas tiene que ver con incorporar esas cualidades descritas en nosotros: ser cercanos, relajados, que nos permitamos el abandono y la flexibilidad y que nos dejemos fluir.

Pero la pauta cultural es precisamente la contraria: estrés, control, rigidez, mantener las distancias por miedo a que me roben, me pisen, me critiquen, me hagan daño o se aprovechen de mí,... Y de dejarse fluir, nada, "más vale pájaro en mano que ciento volando". O sea, que la nuestra es una cultura más bien materialista, enfocada en lo inmediato y hedonista (identificarse sólo con el placer suprimiendo el dolor deliberadamente).

Por eso creo que la sexualidad es como un código, un símbolo, un lenguaje en el que nuestra sociedad ha depositado lo que no incorpora en los intercambios cotidianos. Podríamos tener relaciones profesionales cercanas, fluidas, relajadas, pero no, suele ser lo contrario, de ahí que el sexo abandere y represente –falsamente– lo que no nos permitimos en la vida de cada día.

Y podemos cometer el error de creer que el sexo nos dará lo que nos falta en la vida cotidiana. De hecho, muchas personas recurren al sexo inconscientemente con esa pretensión: sexo relajado, fluido y cercano que transitoriamente nos paliará la necesidad de relajación, fluidez o flexibilidad que tenemos. O sexo frenético y rápido como descarga de tensiones (uso más masculino que femenino, por cierto).

Pero esas pretensiones que se buscan en el sexo pueden ser mentira. El sexo precisamente puede convertirse en una reproducción de nuestro día a día porque vuelve a incorporar la frenética ansiedad y estrés con los que vivimos las relaciones sociales en general, aunque ello no excluye que haya personas que tengan un sexo que más bien tienda a paliar y compensar la ansiedad de la vida cotidiana.

Por eso creo que parte de los problemas o disfunciones sexuales que existen –con los que hemos empezado:[5] impotencia, falta de deseo, eyaculación precoz, dispareunia, vaginismo– tienen explicación debido a este disimulo entre lo que quisiéramos que fuera el sexo y lo que realmente es. Además, vivimos el sexo como vivimos la vida, es decir, bajo la presión de complacer a los demás, de pretender evitar que me abandonen o critiquen, y creyéndonos estereotipos como que si no se me levanta no soy un hombre o si siento quemazón en la vagina es que no soy una mujer como Dios manda...

Pero ni Dios manda nada en estos temas (salvo para quienes crean que no funciona en la cama por un castigo divino), ni tú dejas de ser persona porque tu cuerpo no siga a tu mente. Además está el hecho de que muchas disfunciones sexuales

---

5. Los revisaremos uno a uno desde un punto de vista psicológico.

tienen explicaciones fisiológicas; es decir, no sólo involucran aspectos de relación, de comunicación o temas psicológicos que haya detrás, sino que tienen que ver con temas físicos que, curiosamente, no se suelen tratar. Ir al médico aquejándose de una disfunción sexual es algo poco común porque nos da vergüenza reconocer que no funcionamos como deberíamos funcionar.

El primer paso es, por lo tanto, reconocer que no tenemos por qué funcionar en la cama ni a la primera, ni a la segunda... y que a la décima tienes toda la libertad de sentir que hasta aquí hemos llegado... El sexo no es ningún examen ni ninguna prueba (pero así suele ser como algunas personas lo viven). Muchos hombres y mujeres pueden sentir que el sexo es la medida de su hombría, de su masculinidad o feminidad, y creen que han de demostrar con él su valía como personas («Tanto sexo hago o sé de sexo, tanto valgo; cuantos más polvos echo, más hombre o mujer soy»).

Nos exigimos funcionar sin conocernos a nosotros mismos: ¿te imaginas pretender tener un título de ingeniería sin hacer los cinco años de carrera?, ¿o llegar a tener treinta años sin haber vivido los años anteriores? Pues en temática sexual es algo parecido: la inexperiencia y la ignorancia de nosotros mismos tiene un proceso, un tiempo y unas condiciones. Y no tenemos por qué exigirnos estar en quinto de carrera cuando estamos haciendo el primer curso. Cuando no funcionamos en la cama es que quizás no hemos aprobado la asignatura de primero, pero ya queremos estar en quinto (con pretextos como, «Es la pareja de mi vida», «Es que he de dar la talla a la fuerza para que vuelvan a querer estar conmigo»). Pues no, la falta de un funcionamiento acorde con tu expectativa es un entrenamiento de la vida.

De ahí que no hace falta darle mayor importancia a lo que no la tiene: una disfunción sexual es un problema en la medida en que tú lo hagas un problema. Porque si te lo tomas como parte del proceso de aprendizaje de tu vida, aprender a ser persona, aprender a saber lo que te gusta, quién eres, con quién te gusta estar, cómo son tus órganos sexuales, qué tipo de experiencias sexuales quieres y cuáles no, si aprendes a cuidarte, no te exigirás. Y si no te exiges, el tener que dar la talla en la cama lo interpretarás como algo divertido, un juego que ha de resolverse, y no como un trauma en el que has de demostrar tu hombría o tu feminidad. Y con esa actitud puede ser que descubras que, efectivamente, hay algún problema físico, algo que se puede corregir con tratamiento médico. Pero precisamente la falta de esa actitud puede provocar el malestar, la angustia y el aislamiento de cara a enfrentar las dificultades sexuales y la negativa a resolver los aspectos estrictamente fisiológicos.

El sexo no es ningún reto, es un placer.[6] Y cuando no se dirige al fin para el que sirve, las piezas del mecanismo pueden dejar de funcionar y la disfunción sexual puede indicar, sencillamente, que usamos el mecanismo para lo que no sirve. ¿Te imaginas aspirar el polvo de una habitación con una lavadora?, ¿o reparar un vehículo con un secador de pelo? Cada cosa tiene su lugar, su razón de ser. Y ese orden lo marcas tú, está dentro de ti.

Si tienes algún problema de funcionamiento sexual y no sabes por qué, interprétalo como una llamada de alerta de que algo en tu vida ha de reorganizarse, algo se está expresando a través del síntoma. No rechaces el síntoma ni te lamentes porque te esté pasando a ti. El síntoma es el primer paso que te llevará a emprender acciones para encontrarte más contigo.

Pero, para ello, has de renunciar al orgullo y a la necesidad de mantener la imagen de que sabes hacerlo todo, de que tie-

6.   Bueno, ya sabemos que esto también es relativo...

nes que ser experto sexualmente o una persona deseable tanto ante ti misma como ante los demás. Cuando no funciones en la cama, lo puedes decir y expresar, y buscar ayuda si quieres. Pero el mero hecho de que no funciones como desearías (de acuerdo con el ideal que te han contado, que te han dicho, que tal persona tiene) no es una señal de debilidad, sino una oportunidad para acercarte más a ti, para que te investigues más, para que encuentres más lo que quieres en tus relaciones.

Tratándose de relaciones –incluidas las sexuales–, *lo natural* no tiene por qué ser que las cosas vayan bien, a la fuerza; o suponer sistemáticamente que *el idilio del príncipe azul* –que todo vaya sobre ruedas– es lo suyo. A veces sucede lo mágico sin proponérselo y también puede pasar que dos personas encajen en la cama de maravilla. Cuando ocurre, es un placer disfrutarlo, pero mi experiencia con seres humanos en terapia, sea individual, en parejas o en grupos, es que tarde o temprano es necesario construir y crear juntos para que las cosas vayan bien; no es algo que hayamos de suponer o exigir, sino que es algo que se desarrolla en el día a día, como se crea la convivencia y el hecho de compartir.

La excepción a esta regla está cuando los encuentros sexuales son esporádicos y rápidos. Entonces uno se la juega a la primera y no hay manera de crear nada. De hecho, en estos casos suele ocurrir que, si una persona no ha funcionado sexualmente, nunca más vuelve a verle el pelo a esa pareja sexual. Así pues, si no te sucede que encajas a las mil maravillas con tus parejas sexuales, tienes el derecho a seguir experimentando, a detenerte, a recapacitar, a expresar lo que sientes... En definitiva, a hacerte responsable y darte la oportunidad de ver qué está pasando sin martirizarte.

En los subcapítulos que siguen me centraré básicamente en los aspectos emocionales y de relación con uno mismo y con los demás que caracterizan las disfunciones sexuales, más que en los aspectos médicos, dado que el ámbito de mi discurso es el estrictamente psicológico.

PROBLEMAS QUE TIENEN
COMO TRASFONDO LA FALTA DE DESEO SEXUAL

Situaciones que pueden suceder, entre otras, con relación a lo que estamos denominando falta de deseo:

- Cuando quiero y no puedo.
- Cuando puedo, no quiero.
- Nunca he querido.
- No siento deseo con esta persona.
- No siento deseos sexuales momentáneamente.
- Con esta persona sí, con mi pareja no.

Hay una expresión común que dice "nunca estamos contentos con lo que tenemos", lo cual no tiene por qué aplicarse a todas las personas, pero creo que refleja una situación que podemos haber sentido en algún momento de la vida, y no sólo con el sexo. Pero cuando de sexo se trata, creo que la falta de deseo esconde otros temas, o sea, que suele tratarse de la tapadera inconsciente de otras decisiones que deberíamos tomar, pero no tomamos. Así pues, la falta de deseo nos puede hacer conscientes de algo personal que no hemos dejado salir a la luz y que, por lo tanto, se somatiza en forma de esa falta de deseo.

Dicen que hay un 2 % de la población que nunca ha tenido o sentido apetito sexual. Supongo que este dato se referirá a que nunca han deseado sexualmente estar con alguien, dado que la sexualidad no es sólo el deseo físico de estar con otro y el deseo sexual no es sólo deseo genital, sino algo mucho más amplio. Pues bien, si para ti no es un problema la falta de apetito sexual, ¿dónde está el problema? Probablemente en que te comparas con otros (puedes sentirte un bicho raro, no porque no tengas apetito sexual, sino porque te parece que para *ser normal* debes tenerlo cuando los demás sí lo tienen). Y ya hemos señalado que tú puedes ser diferente –normal para ti–, sin que por ello tengas ningún problema ni mental ni sexual.

Ahora bien, si has descartado las razones puramente físicas que pueden ocasionar falta de deseo sexual (tomar píldoras anticonceptivas, nivel alto de estrés, bebidas alcohólicas o drogas...) y quieres tener deseo pero no puedes, y eso es un problema para ti, podría ser que te encuentres en algunas de las siguientes situaciones. Usa tu falta de deseo como un código, un traductor de un idioma interior con el que tratas de decirte algo. Veamos:

• Te exiges una relación sexual cuando no quieres, con quien no quieres o de la manera que la otra persona quiere, pero no a tu manera.

Carmen no siente deseos de estar con Petra, su pareja de toda la vida, porque está harta de ser ella la que lleva la iniciativa. Desde hace bastante tiempo no siente deseos sexuales hacia ella.

Nuria quiere hacer el amor sólo y exclusivamente por la mañana, y Pedro insiste en que lo hagan a otras horas. Haber dejado que el tiempo resolviera la situación ha llevado a Pedro a no tener deseo sexual.

Nacho no desea ya a Paula. En el fondo se siente culpable porque ahora le gusta más Sandra.

• Que ahora necesites más tiempo, más espacio, más compromiso, más de alguna cosa o situación que para ti sea importante.

Juan quiere seguir de novio con Lola, cuando Lola lo que quiere es casarse. Ella ha empezado a dejar de sentir deseo sexual por Juan.

• Que en este momento de la vida ya tienes otras necesidades: más profundas o más superficiales, diferentes...

Aunque a Javi siempre le gustaba ser penetrado en sus relaciones sexuales, ahora siente que quiere penetrar. Pero en el proceso de transición se ha encontrado con una tremenda falta de deseo sexual y no entiende por qué.

• Puede ser que no sea falta de deseo, sino que no te atreves a expresar lo que quieres y no empleas el tiempo en conseguirlo. O puede o que te censures en tus gustos, que no te atrevas a expresar lo que realmente te apetece porque te ves mala persona, indecente (o sea, te juzgas).

A Inés le encantaría que ella y su chico hicieran intercambio de parejas, pero Inés se siente culpable por tener ese deseo y no se atreve a decírselo, no vaya a ser que él lo interprete mal, como que ella no le quiere o que la considere una degenerada. De tal modo que no se lo dice. Pero, a la larga, el silencio se está volviendo en contra de Inés en forma de falta de deseo sexual hacia su pareja.

¿Hay más razones para que exista en nosotros la falta de deseo sexual? Sí. Algunas investigaciones señalan, por ejemplo, la falta de masturbación (creemos que tener relaciones sexuales con otros implica abandonar la masturbación cuando en la masturbación aprendemos a conocer lo que nos gusta), los abusos sexuales del pasado o experiencias traumáticas, etc. (Berdún, 2002).

Más alternativas son:

- Puede ser sencillamente que ha llegado un momento en el que no quieras relacionarte más a nivel sexual, que para ti sea un código que no expresa lo que sientes en general o con una persona en concreto. Es interesante este aspecto, dado que, si te fuerzas a desear, tendrás un doble problema: la falta de deseo y el desear tener deseos sexuales. Normalmente, este tipo de situaciones esconde una negativa a tener sexo y no un deseo sexual.

- Puede que sientas que alguien con quien has tenido sexo te ha jugado una mala pasada y tu falta de deseo esté ahí para distanciarte de él, y es la manera inconsciente de cobrarte el daño por ti percibido. No te condenes. Obligarte a tener sexo con esa persona traicionaría tu malestar hacia esa persona. Y te convertirías en farsante de ti mismo al forzarte a desearla. En este caso, tu falta de deseo es tu forma de protegerte y tu respuesta a su conducta, si bien es recomendable hablarlo y expresarlo para que verifiques si efectivamente tu falta de deseo es más una cuestión de relación que física.

En definitiva, pueden haber muchas razones para la falta del deseo, y cada persona tendrá las suyas particulares. Lo importante es averiguar la razón o motivación personal que se esconde tras esa falta de deseo y hacerlas conscientes. O sea que la falta de deseo se convierta en el síntoma que te está indicando que algo no has acabado de reconocerte a ti mismo.

Cuando no se me levanta

Lo que se llama disfunción eréctil o impotencia puede llegar a ser un grave problema emocional en algunos chicos y hombres cuando quieren, pero no pueden. Parece que los varones hemos asociado la potencia sexual con erecciones bien mantenidas, y ello es causa –para muchos– de orgullo. Quizás lo que se siente cuando no hay erección puede parecerse a lo que sienten quienes les dan importancia a tener un miembro pequeño. Es decir, entre varones la competencia mental puede ser atroz por temas de superioridad eréctil o de tamaño, y son cuestiones importantes dentro de una cultura –como la nuestra– donde el poder y la superioridad siguen estando marcados por símbolos diferentes: el mejor coche, la mejor casa, el mejor sueldo, la mejor polla, las mejores tetas. Y negar que estas circunstancias se dan es negar partes de la realidad, por muy ridículas que puedan parecer.

La disfunción eréctil es un tema muy masculino porque se nota, se ve. Ojalá pudiéramos disimularlo, pero no hay manera. Ahí está cuando se produce, la otra persona lo percibe y nosotros podemos sufrirlo al ver que lo percibe. Es como si la impotencia nos acusara realmente: «No se te está levantando, a ti, que se te debería levantar. ¿Qué estás haciendo mal que no consigues que se te levante?» (y entonces nos sentimos culpables de lo que se puede decir que no nos sentimos responsables).

Las causas son múltiples, como suele ocurrir cuando de seres humanos se trata. Primero podemos repasar las físicas:

• Problemas hormonales.

La prueba de sueño para detectar impotencia física

¿Sabes que hay una prueba en la que se duerme a los varones para valorar si la impotencia es física o psicológica? Consiste en detectar si, mientras duermes, tienes o no erección, porque es normal que, cuando estamos en la fase de sueño REM –una parte de cuando dormimos en la que el sueño tiene imágenes concretas–, los varones tengamos erección. Una vez hecha la prueba, si resulta que durante la fase REM no has tenido erección, tenemos más probabilidades para concluir que la impotencia es física; si has tenido erección, es que la impotencia no es tan física, sino más bien psicológica.

O sea, si cuando duermes tienes erecciones, es que no tienes impotencia física.

- Determinadas enfermedades: diabetes, problemas de circulación o de colesterol.
- Fármacos, drogas y alcohol, radioterapia.
- Alteraciones anatómicas: curvatura del pene, cirugías defectuosas.

La revolución del medicamento conocido con el nombre de Viagra[7] ha sido un punto y aparte en el manejo de la impotencia. Y han proliferado mil y una derivaciones que bombardean día tras días nuestros deseos de restablecer esa idealizada potencia sexual que algunas personas llevan en sus cabezas. Hay además infinidad de remedios naturales (desde la ingesta de ginseng a las técnicas antiestrés) que igualmente pueden restablecer la ilusión de una disfunción que tantas implicaciones psicológicas tiene: en la autoconfianza, la inseguridad, el temor al contacto íntimo...

---

7. El compuesto activo es sildenafil.

Si las causas físicas no explican la impotencia propongo pasar a las psicológicas, que pueden esconderse de mil maneras y modos en nuestra mente y emociones. Veamos algunos casos:

- Arturo lo ha intentado todo: relajarse, respirar hondo, escuchar música..., pero no hay manera, cada vez que está con Matilde no se le levanta.
- El tiempo que Nacho lleva con su pareja parece que no sirve para garantizarle potencia sexual en este momento de la vida.
- Era tan guapa, tan atractiva, que él siempre pensó que no estaría a su altura y, cuando estuvo con ella, el pene no estuvo a su altura, no se le levantó.
- Bernardo, en su noche de bodas, se sintió preso del miedo de no cumplir con lo que él consideraba que era su obligación: dejar satisfecha a su esposa aquella noche. Finalmente, lo consiguió, pero le costó.
- Julio tiene problemas de impotencia desde que fue violado en la adolescencia. Ahora que se ha enamorado de Justo se da cuenta de que esto le sucede en contra de su voluntad.

Efectivamente hay episodios de impotencia más frecuentes a medida que avanzamos en edad, pero, lejos de este dato, la impotencia puede darse como en el caso de Arturo, es decir, ser selectiva (en presencia de no sé quién, sí; en presencia de otra persona, no). Si éste es el problema, debemos detenernos a ver qué nos pasa con esa persona en concreto: si nos gusta, si sentimos que nos exigen demasiado, si ya no es lo que era..., con el objetivo de detectar si hay algo que nos separa de ella. Y si en efecto existe un problema, abordarlo abiertamente puede ser muy beneficioso.

Y esto puede ocurrir estando en pareja, como se indica en el segundo caso. En estas situaciones puede suceder que, con la mejor de las intenciones, la pareja nos diga: «Si no se te levanta es que no te pongo, ya no te gusto», como queriendo decir "ya no me quieres". Y ya estamos con la culpabilidad... La buena noticia es que no tiene por qué tratarse de falta de amor. En estos casos quizás es necesario abordar el asunto con claridad para disipar posibles fantasmas y asociaciones de uno y otro –temas colaterales– que no son el verdadero problema. Puede que la impotencia indique un ciclo, un período o momento entre las parejas; o puede que sea el fin. En cualquier caso, no tienen por qué tomarse medidas drásticas hasta que lleguemos a tener claridad.

Puede ocurrir también que la expectativa sea tan alta que acumulemos estrés, tensión y ansiedad, de tal manera que nos bloqueemos. Éste es el tercero y cuarto caso de los indicados más arriba. Cuando sentimos que nos tiene que salir, que tenemos que dar la talla (la presión a la que nos sometemos para tener éxito en la erección), podemos acumular tal carga emocional que quizás el resultado sea que no nos salga. Y, cuando menos te lo esperes, puede producirse la erección casi sin que tú te des cuenta.

Hay casos de traumas o experiencias pasadas desagradables que pueden generar fobias o miedos inconscientes. Es el caso presentado antes de Julio, quien arrastra un abuso sexual no deseado y ahora el cuerpo le responde con impotencia, como queriendo decirle: «Si me levanto, corro el riesgo de sufrir daño otra vez». Y no sólo ocurre esto con violaciones, sino con experiencias emocionales en donde una pareja nos ha abandonado o nos han arrebatado al amor de nuestra vida. Entonces el cuerpo responde con falta de erección, lo que representa, en el fondo, un mecanismo de autoprotección: evitar inconscientemente volvernos a enamorar o tener miedo a hacernos daño con un amor no correspondido.

La mente es una caja de sorpresas y, al mismo tiempo, una caja de arrebatos irracionales que saltan a la primera de cambio cuando no hemos contactado con nosotros mismos. Ello pone de manifiesto que no podemos vivir de espaldas a lo que necesitamos como seres humanos, y que las disfunciones sexuales son como pequeños avisos de la falta de conexión con lo que necesitamos. Están ahí para que restablezcamos la atención sobre nosotros mismos, para que no nos olvidemos de quiénes somos; para que nos prestemos atención hasta en los detalles que consideremos más tontos, pero que nos pertenecen, sencillamente porque son nuestros.

Finalmente, quiero señalar que la impotencia no tiene que ver con la eyaculación precoz (aunque a veces se unan), ni con la falta de deseo sexual –son dos cosas diferentes–, ni con ser estéril o no –son diferentes también–, ni con el exceso de masturbación, ni con tener demasiadas relaciones sexuales. Todas éstas son asociaciones falsas. Se alimentan de la culpabilidad y de la idea del castigo: podemos estar repitiendo –sin darnos cuenta– una creencia social o religiosa que dice que sufrimos de impotencia porque hemos hecho cosas que no deberíamos haber hecho –masturbarnos mucho o tener muchas relaciones con muchas personas–, lo cual es sólo un esquema mental moral que puede estar en nuestras creencias aprendidas sin que lo hayamos incorporado con una reflexión propia.

Vaginismo y dolor en el coito (dispareunia)

Según González Merlo (1997), vaginismo es una disfunción femenina, poco frecuente, de naturaleza psicosomática, en la que se produce una contracción involuntaria de los músculos de la vagina, lo que impide la penetración. Suele diagnosticarla el médico al realizar la exploración genital, ya que percibe el anillo de contracción alrededor de sus dedos.

La dispareunia es diferente. Significa coito difícil o doloroso, pudiendo ocurrir al comenzar la penetración, durante o
al final de ésta. Puede darse en hombres y en mujeres. En hombres, por la denominada enfermedad *de la peyronie* (torci-
miento del pene), por dolor en testículos, infecciones de prósta-
ta o vejiga, o por alteraciones del glande y el prepucio (frenillo
corto). En las mujeres, por infecciones, vagina corta o alguna
deformación, carencia de estrógenos que hace que haya poca
lubricación, endometriosis[8] o penes superiores a la profundidad de la vagina.

Aunque las causas del dolor en la penetración pueden ser
más físicas que psicológicas, las implicaciones emocionales
son importantes y en el vaginismo se habla de causas tanto físicas como psicológicas. Las físicas serían parecidas a las ya
descritas en la dispareunia: himen rígido, endometriosis, enfermedad inflamatoria pélvica, atrofia de la vagina, etc. Pero
como se suele iniciar con las primeras relaciones sexuales,
propongo que veamos algunos casos en los que el vaginismo
puede deberse a problemas psicológicos no reconocidos, ya
que se trata de una disfunción que se suele descubrir en contacto con otros, con la consiguiente dosis de culpabilidad, de
problemas de imagen personal o de huida. Igualmente, intro-
duciré algún caso en el que los aspectos psicológicos del coito
doloroso están presentes:

* Tania es joven, sabe que no debería hacerlo, que sus padres pueden en-
terarse, pero Fran se lo ha pedido y teme perderle si no accede a sus deseos. Cuando Fran intenta penetrarla, todo es imposible y ella se siente
morir...

8. La endometriosis consiste en la aparición y crecimiento de tejido endometrial
fuera del útero, sobre todo en la cavidad pélvica y en los ovarios, detrás del útero, en los ligamentos uterinos, en la vejiga urinaria o en el intestino.

- Es la quinta vez que se encuentran, y Santi le ha pedido que se casen. Para Lucía el sexo es simplemente sexo, pero no sabe por qué hoy no está receptiva. No llegan a conseguir que Santi la penetre.
- Sara tiene miedo a quedarse embarazada y no usa ningún remedio anticonceptivo, así que, aunque ha accedido a tener relaciones con Ignacio, prefiere el francés o masturbarse mutuamente. Pero lo que no puede soportar es que Ignacio sea tan rápido cuando la penetra... Tres semanas después siente que su vagina está completamente contraída.
- A Natacha le gustan las chicas, pero no se lo acaba de permitir. En sus últimas relaciones ha notado que la penetración con los chicos es imposible y esto la tiene preocupada.
- Gerardo tiene una desviación del pene de casi 45°. Quiere tener sexo con una persona que ha conocido en la discoteca, pero sólo de pensar que le verán el pene torcido, se muere de vergüenza y decide no continuar en su intento.
- A la pareja de Maica le encanta penetrarla mientras ella tiene las rodillas bien pegadas al pecho, pero eso a Maica le produce dolor. Lo ha comentado con él, pero su pareja dice que es una estrecha y una frígida, que no se relaja y que no le quiere dar placer.

Los autores coinciden en señalar que las causas psicológicas más frecuentes del vaginismo hacen referencia a incorrecta educación sexual con sentimientos de culpa y conflictos sexuales, rechazo inconsciente de la pareja o miedo a la penetración o al embarazo, homosexualidad no reconocida, traumas sexuales previos como violaciones, etc. De ahí que la recomendación en estos casos sea reconocer lo que se quiere aun a riesgo de sufrir el rechazo de quienes no comprendan nuestra opción: si no quieres casarte, háblalo, o elabora qué te pasa con el hecho de estar en pareja; si sientes que te gustan las chicas, habla con gente que haya estado en tu misma situación, pero ábrete a la experiencia hasta encontrar lo que es tuyo; si te sientes culpable porque eres joven y temes que se enteren tus padres, toma decisiones al respecto; si no quieres usar la penetración como práctica sexual, siéntete libre de pedirlo a tu pareja sexual, informándole de tus necesidades. Lo importante es que veas que tu síntoma te indica que puedes hacer algo con tu vida. No te avergüences del síntoma y pasa a la acción.

Muchas de estas situaciones suelen involucrar críticas de otras personas, como el último caso de la pareja de Maica: puede ser que ante el vaginismo o el coito doloroso se hable de frigidez, cuando no tiene nada que ver. De hecho, propongo que la frigidez es un invento chino para encubrir distintas cosas: a veces, falta de deseo, a veces no comunicar que no quieres hacer tal cosa. Está bastante comprobado que es un mito lo de que existan mujeres frígidas. Propongo que hablemos de mujeres motivadas por cosas diferentes que, o bien no expresan, o bien no se atreven a expresarlas o no se las reconocen.

El caso de Gerardo ilustra igualmente el miedo al rechazo. Más que el coito doloroso, lo que la desviación del pene significa para este chico es su horror a que le digan que no quieren sexo con él. No será ni el primero ni el último de los casos en los que hombres o mujeres hayan estado con otros hombres que tienen grandes torcimientos del pene. Si éste es tu caso, recuerda que puede operarse. Pero hasta que no te operes debes evitar suponer que todo el mundo te rechazará. Tener sexo no es sólo tener éxito, sino compartir el placer. Y hay mil formas de propiciártelo y propiciárselo a tu pareja sexual.

Por lo tanto, los expertos recomiendan en estos casos de vaginismo descartar que exista cualquier causa orgánica que justifique el proceso. Son útiles la psicoterapia, para tratar los problemas psicológicos, y la educación sexual. Estos tratamientos pueden realizarse en los dos miembros de la pareja, si es necesario. Y, en última instancia, puede realizarse una dilatación vaginal progresiva con dilatadores metálicos graduados.

CUANDO NO DURO NADA (EYACULACIÓN PRECOZ)

La eyaculación precoz es otra disfunción de los hombres; aunque yo sugiero que no se enfoque como una disfunción sino como una desadaptación. Es decir, la relación sexual implica que hay más de un ser humano que está haciendo sexo, lo que hace que nuestro ritmo sólo sea uno de los ritmos. Pero hay más ritmos: el ritmo de la otra persona o de más de una persona. Cuando nos masturbamos, el hecho de llegar rápido al orgasmo no es tan importante porque estamos solos. Pero cuando estás con alguien se nota la eyaculación precoz, porque ese alguien está contigo y tiene un ritmo diferente a ti.

Algunos casos:

- Nando está muy acostumbrado a masturbarse en pocos minutos. Cuando hace el amor con Vero, resulta que sigue la misma pauta.
- Como se ven siempre cuando sus hijos no están, Fermín busca el orgasmo rápido con Diego. Pero esta costumbre les ha quedado hasta cuando llegan a tener todo el tiempo del mundo para ellos.
- A Jesús le excita mucho Carina, tanto que, cuando hacen el amor, se corre enseguida.
- Abel va bastante a su bola, de tal manera que cuando practica sexo con Juani lo hace sin pensar demasiado en ella. Cuando eyacula dice que se acabó y ella se queda a dos velas.

Pueden verse entonces diversas causas de esta desadaptación (o falta de acoplamiento)[9] entre los ritmos de las personas y que puedan ser causas de eyaculación precoz: prisas, costumbres (casos primero y segundo), ansiedad por tener una ele-

---

9. En última instancia, y aunque parezca radical, la eyaculación puede esconder un interés oculto o inconsciente por no acoplarse con esa otra persona. Lo cual no es malo. Lo malo sería no reconocerlo.

vada expectativa o porque sentimos que nos están exigiendo demasiado (casos de Jesús y Carina), ir a buscar el propio placer (egocentrismo), como en el cuarto caso expuesto...

Propongo que la rapidez o la falta de adaptación al otro esconde un tipo de tendencia a usar el sexo como instrumento y no como un modo de relación en sí. Es decir, si realmente el sexo es un fin en sí mismo, sin necesidad de demostrar nada ni a mí mismo ni a nadie, si lo tomo como un disfrute, una oportunidad para vivir el presente, entonces el sexo se convierte en un espacio de creatividad y expansión que va más allá de llegar al orgasmo. Pero es posible que quienes eyaculan rápido tengan en la cabeza cualquier expectativa o idea previa: la idea de terminar, de complacer, de tener éxito, de obnubilar a su pareja sexual o de demostrar algo. O sea, cualquier circunstancia que les aleje de estar en el presente, en el aquí y el ahora de esa relación sexual. De ahí que ello pueda tener la consecuencia de una rápida llegada al orgasmo. Simbólicamente hablando, ese rápido fin sería una manera de aliviar la carga emocional y mental que se había acumulado, y la eyaculación representaría el fin veloz de una exigencia, de una obligación mental que se tiene en la cabeza sin haberse dado cuenta de que estaba ahí.

Pero el fin de tener relaciones sexuales no es la eyaculación o, mejor dicho, no tiene por qué serlo, aunque en nuestra educación sexista se nos contó que un hombre sin orgasmo es menos hombre. Si tienes tendencia a eyacular antes que tus parejas, observa si dentro de ti hay creencias de este tipo o si te sientes sometido a algo que se espera que hagas y te sientes presionado por ello sin darte cuenta.

Otras veces la eyaculación precoz puede esconder cierto miedo al compromiso. Es decir, en la medida que mantengo una relación corta, genial; así paso rápidamente a la siguiente. Sin duda alguna, una relación más larga implica mayor involucración, mayor compromiso, mayor intensidad. Y en nuestra cultura de la rapidez y la aparente eficacia, estos valores pueden considerarse como cosas absurdas, temibles o sin importancia.

Planteo estas hipótesis para abrir puertas de cara a la propia investigación personal, nada más. Únicamente indico caminos y vías para indagar y conectar los síntomas y disfunciones con motivaciones propias no reconocidas o con necesidades que no acabamos de satisfacernos a nosotros mismos.

CUANDO LAS CHICAS NO LLEGAN AL ORGASMO (ANORGASMIA FEMENINA)

- Carmen nunca supo lo que es un orgasmo ni disfrutó sexualmente con su esposo. Ella se limita a decir que él apagaba la luz y hacía lo que hacía mientras ella se dejaba.
- Carla suele llegar al orgasmo cuando está sola, pero cuando tiene sexo con cualquier persona no le sucede lo mismo.
- Celia llega al orgasmo con todo menos cuando la penetran. Los hombres con los que está no suelen resistirse a la idea de la penetración, pero ella se lo pasa mejor sin que haya coito.
- Loli llega al orgasmo con Laura, pero no con Jorge.
- Como Cristina ha oído que su amiga Lucía llega a tener muchos orgasmos, cierra los ojos y lo intenta con todas sus fuerzas cuando tiene relaciones con hombres, pero nunca lo consigue y se queda sin sentir nada.
- Luisa tiene miedo de quedarse embarazada. Mientras hace el amor con Julián no para de pensar en ello, y orgasmos, ni de lejos...
- Antonia cree que no llega al orgasmo porque no le satisface su pareja sexual, que es un problema de con quién se va a la cama.

Aunque quien mejor ha de hablar del orgasmo femenino es una mujer, considero que éste es bien diferente al masculino, en cuanto a forma, manera, sistema, tiempo. Y después está la circunstancia de que cada mujer es un mundo (como lo es cada hombre). De ahí que plantee que:

1. Quizás existe cierta tendencia a equiparar el orgasmo masculino con el femenino, descartando entonces la riqueza, pluralidad y diversidad de los orgasmos que sienten las mujeres. Entre otras cosas, el multiorgasmo[10] está más descrito en mujeres que en hombres.

2. Que culturalmente se ha podido reprimir el placer más en la mujer que en el hombre, y que la falta de orgasmo (o falta de conciencia de éste) también puede tener causas de represión moral y sexista.

3. Que la consecución del orgasmo es responsabilidad propia de quien lo quiere, busca y siente. Por lo tanto, si sientes que para ti la anorgasmia es un problema (porque podría no serlo) y lo quieres superar, lo conseguirás.

Dicho esto, los casos anteriores ilustran (como en el resto de disfunciones) problemas que afectan a la relación más que al hecho físico del acto sexual, por lo que la anorgasmia es la consecuencia de un problema que aún no se ha abordado y que, teóricamente, abordándose puede empezar a resolverse:

• El caso de Carmen es típico de la generación reprimida de épocas como la posguerra española, donde la ignorancia, la falta de educación sexual y la represión eran los parámetros sexuales. Carmen no sabía que de ella dependía sentir placer. Su anorgasmia puede ser más una cuestión de inex-

---

10. Algunos creen que multiorgasmos se refiere a tener veinte orgasmos al mismo tiempo... Pero según los expertos, los multiorgasmos ocurren cuando la mujer tiene más de un orgasmo en el acto sexual sin pasar al estado de resolución. Y, más allá de los expertos, tú eres quien lo siente y decide.

periencia y que se supere con el aprendizaje. O de aceptar que el placer está en otro lugar, y no en el sexo genital.

- Carla parece que estando sola llega al éxtasis, pero acompañada no. ¿Se podría manejar este tipo de anorgasmia selectiva[11] tratando el miedo a la relación, al rechazo o a la involucración con otros seres humanos? Probablemente sí.

- Celia sólo llega al orgasmo sin penetración: esto no sería un caso de anorgasmia propiamente dicho, dado que Celia sí sabe lo que es sentir un orgasmo. Podría ser que, en el fondo, lo que sucede es que Celia se fuerza a hacer lo que no quiere, y la solución esté en aceptar que le gusta sólo lo que le gusta. Por otra parte, Celia podría aventurarse a detectar si tiene algún miedo o prejuicio con la penetración. A veces simbólicamente se asocia penetración a dominación, violación o sensación de poder de una persona sobre otra.

- El caso de Loli suena a falta de aceptación homosexual, ¿no te parece? O quizás es que le gusta más Laura que Jorge, independientemente del tema homosexual, pero vuelve a ser anorgasmia selectiva, no total. Por ello, ha de haber algo en la cabeza o en el corazón de Loli que ella no acaba de abordar o aceptar en relación con estas dos cuestiones. O quizá quiere romper con Jorge y no se atreve.

- El caso de Cristina se debe a que se compara: tanto quiere hacer lo que Lucía hace que ni llega a procurarse placer sexual a sí misma. Cuando nos comparamos, salimos de nuestra propia zona de comodidad personal y actuamos lejos de los propios valores. Nadie nos puede garantizar el molde sobre el que sentir y actuar, nadie tiene la clave de nuestro placer, salvo nosotros mismos.

11. Selectiva quiere decir que a veces hay anorgasmia y a veces no... Lo cual es indicativo de un tema claramente de relación o de contexto.

- Luisa parece que no llega al orgasmo por temor al embarazo. Aparece el fantasma de la posibilidad de concebir, y entonces se elude el placer. Desde mi punto de vista el esquema que hay detrás de esto es la culpabilidad, es decir, sentir que orgasmo y embarazo han de ir de la mano, cuando no tiene por qué ser así. Sentir placer es una cosa, y quedarse embarazada, otra. De todas formas, si existe este temor, lo mejor es mantener la relación con protección para evitar al máximo el embarazo. O también puede haber un proceso de desconfianza hacia la persona con quien se tiene sexo.
- Antonia parece que deposita toda la responsabilidad de su placer en su pareja. Para mí representa un caso de aparente anorgasmia como negativa a asumir la propia responsabilidad en el placer. Nadie puede motivarte si tú no lo permites. En estos casos, a veces se esconden venganzas ocultas, conflictos no hablados y resentimientos no reconocidos.

Creo que puede haber muchos casos más de anorgasmia, pero he elegido los que más de cerca he podido observar, investigar, y sobre los que con más frecuencia he podido ofrecer mi punto de vista como profesional de la psicología.

CONCLUSIONES

1. Una disfunción puede tener dos tipos de causas: la física y la psicológica. Cuando hayamos agotado la primera vía podemos abordar la segunda.
2. Cuando existen problemas psicológicos, el síntoma o disfunción funciona como un tipo de lenguaje, un código, una señal, una manera de decirnos a nosotros mismos algo o una oportunidad para decírselo al otro.

3. Muchas disfunciones esconden necesidades personales no reconocidas: frustraciones, miedos, venganzas inconscientes de otros.

4. Animo a que detectemos qué mensaje hay oculto tras el síntoma para que lo convirtamos en palabras, en acciones y en decisiones. Es decir, para que nos enfoquemos en ampliar nuestras necesidades como seres humanos a través de abrir nuevas vías y caminos en nuestra vida sexual y en la propia vida.

5. El sexo puede funcionar en muchos casos como una pantalla, un reflejo de lo que se está cocinando dentro de nosotros . Hacer oídos sordos a los síntomas es descartar un trozo de realidad y la posibilidad de crecer como personas y de hacer de la vida un lugar más placentero.

6. Como el sexo involucra el placer, y dado que nuestra moral y educación han sido represoras del placer, es probable que algunas disfunciones sexuales simbolicen la lucha interna –de algunos seres humanos– por conciliar el placer con la vida. Pero podemos sentir placer sin temor a hacer daño a otros y sin creer que la búsqueda del placer es una señal de egoísmo o de perversión. Sentir placer es también eso, un placer, una potencialidad del ser humano y una auténtica responsabilidad.

7. Sin vivencia del sexo (sea de la forma que sea) se descarta un trozo de vivencia de vida y de relación. El sexo enseña lo que es la intimidad, el espacio personal, el tacto con uno mismo y con otras personas. Sexo es aprendizaje como vida es desarrollo.

12. RIESGOS Y LÍMITES DE LA SEXUALIDAD

En este capítulo abordaré tres grandes temas:

- Percepciones y actitudes ante las enfermedades de transmisión sexual (ETS), con todo lo que ello conlleva: reconocimiento y aceptación de ellas, ocultación, riesgos personales y de otras personas.
- Los límites personales ante las situaciones de sexo con otras personas, incluyendo a nuestra pareja fija.
- Los embarazos que no se desean, pero que suceden.

Dicen Dethlefsen y Dahlke (1997) que las enfermedades hacen sincero al individuo, que precisamente son el medio de expresión de aspectos de la vida que no hemos considerado, pero que nos pertenecen y nos pueden ayudar a crecer. Esta concepción está lejos de aquella otra (la ortodoxa médica) que mantiene en general que la enfermedad es algo contra lo que hay que luchar. Y de hecho la medicina lo que ha desarrollado son mecanismos para atajar las enfermedades y mantenerlas a raya. Entre ambos polos (uno, el de reconocer valor a la enfermedad para conocernos más, y otro, el de limitarlas al máximo posible en el tiempo y el espacio), creo que se esconde otra realidad, la de la propia percepción de las enfermedades cuando aparecen: cómo se contagian o no, si nos ocupamos de ellas cuando se manifiestan, si les decimos a los demás que las tenemos (o si tendemos más bien a esconderlas)... Este submundo de relaciones internas con la enfermedad es justo el ámbito del que quiero ocuparme a continuación.

Independientemente de lo que las enfermedades puedan significar en la vida de un ser humano (que sería un apasionante tema para trabajar en otro libro), lo cierto es que se desarrollan o surgen en un momento dado de la vida en el que estamos, en un contexto determinado, relacionados o no con alguien, sobre todo cuando se trata de ETS, dado que, como su nombre indica, son de transmisión, de contagio: el contagio es a través de otra persona, ya que se trata de sexo. De ahí que genéricamente sean enfermedades de relación. Y como partes de las relaciones hay otros muchos aspectos implicados en ello: cómo reaccionamos ante ellas, cómo las manejamos, qué contamos de ellas a los demás... Y otros temas como, por ejemplo, si hablar de ellas es algo cotidiano, cómodo o incómodo, algo que se prodiga o que más bien se tiende eludir.

Como sucede en la propia sociedad, se puede decir que las enfermedades tienen clases: se me antoja que las hay de alto nivel (elegantes –como la jaqueca o el estrés–), las hay de clase media (infartos de corazón, problemas respiratorios), las hay de nivel medio-bajo (las úlceras de estómago) y las hay de nivel bajo (las ETS). ¿Y qué criterio hay detrás de que haya clases en las enfermedades? Un criterio puede ser la imagen que dan de cara al exterior. Prueba contigo mismo. ¿Qué enfermedad te parece que da una peor imagen al exterior?

- Un resfriado.
- Un infarto de corazón.
- Un cáncer.
- Una hepatitis.
- Una tuberculosis.
- Una neumonía.

- El sida.
- Una gonorrea.
- Una esclerosis múltiple.
- La fibromialgia.
- El síndrome de fatiga crónica.
- La diabetes.

Y no sólo podemos hablar del tema de la imagen. Otro criterio de jerarquía sería el grado de cronicidad (si son o no para toda la vida). Por ejemplo, antes el cáncer era socialmente peor visto –tenía peor prensa– y estaba más escondido que ahora. Probablemente ello se deba a que han evolucionado los tratamientos y a veces se cura, y a que hay muchas personas de alto nivel social o famosos que lo tienen y se ha sabido públicamente. En cambio, la tuberculosis o el sida están más en la sombra a la hora de hacerse públicas o de percibirse con comodidad (tienen soluciones más drásticas o no las tienen, y además se contagian). Y, en último término, implican la muerte.

Otro criterio sería también que la jerarquía la establecemos basándonos en las familias de las enfermedades. O sea, las de corazón, como son debidas a hábitos de estrés, de lograr cosas, de estar socialmente activos –que son valores que nuestra cultura legitima y valora como positivos–, están mejor vistas que las respiratorias graves (tuberculosis, pulmonía), que dan lugar a los contagios y ello se rehuye; o las de transmisión sexual (que entran en el ámbito del uso indebido del cuerpo, el sexo y lo escondido, con las connotaciones de represión que ello conlleva).

Por lo tanto, hay enfermedades de primera y de segunda clase, y las ETS[1] están en las de más bajo nivel, dado que dan

---

1. Hay una obra teatral y también película del dramaturgo Tony Kushner, *Angels in America*, que relata cómo los personajes se relacionan con el sida y cómo uno de ellos (señor de alto nivel social) le propone a su médico que dirá que tiene cáncer para ocultar la verdad de su enfermedad.

pistas y delatan las costumbres de la intimidad de las personas que las padecen. Y lo que se transmite sexualmente se asocia a bajo, sucio, descuidado, y suele ser causa de rechazo social.

Mientras más delata la enfermedad los hábitos ocultos de las personas, más morbo y aversión producen. La enfermedad también es un código que cuenta lo que hace la gente con su cuerpo y su sexualidad. Y cuando de sexo se trata..., ya se sabe.

¿MUERTA POR ENFERMEDAD O DE VERGÜENZA?

El caso que expongo a continuación me sobrecogió. Tuve la oportunidad de apoyarlo en la distancia. Parece mentira que existan hoy en día muertes por ignorancia o por preservar la imagen de cara a la galería..., pero sigue sucediendo. A veces las muertes no son por enfermedades, sino por apariencias y disimulos sobre esas enfermedades, como en el caso que voy a compartir:

Recibo una llamada de Pedro, hermano de Marisa. Me dice que necesita saber cómo apoyar emocionalmente a su hermana que la acaban de ingresar en una clínica privada con una bronquitis aguda.

Le digo que sólo apoyo a las personas que tienen el problema de manera directa, y no a sus familiares. Pero él insiste en que quiere aprender a ayudar a su hermana a través de mis servicios profesionales.

Me extraña que una bronquitis sea tan grave como para necesitar de apoyo emocional y le pregunto si hay algo detrás de la bronquitis. Con titubeos dice que, bueno, que no se sabe si puede ser que tenga el VIH.[2] Le pregunto si le han hecho las pruebas específicas y vuelve a titubear. Luego dice que, aparte de bronquitis, tiene otras infecciones.

2.   El VIH es el virus de inmunodeficiencia humana causante del sida.

Consulto a varios colegas médicos expertos en el tema y me dicen que las infecciones por VIH suelen ir acompañadas de otras varias infecciones y entonces con más razón sospecho que es un cuadro de sida lo que sufre la hermana de Pedro.

Conforme Pedro hace sesiones conmigo se confirma que las pruebas detectan el virus y sale a la luz que su hermana es una artista famosa con un pasado de toxicómana que es mejor no sacar a relucir y que quieren mantener en secreto su enfermedad. Yo digo que ello no quita que se tomen las medidas oportunas para que se cure. Entre otras cosas, llevarla a un hospital público –me aconsejaron los profesionales que consulté–, porque allí le pueden dar las medicinas oportunas. Y Pedro dice que no, que su madre no quiere airear el tema, que mejor está en la intimidad de la clínica privada. Que Marisa está sufriendo mucho.

Me entero dos semanas más tarde de que, tras esas varias enfermedades infecciosas simultáneas, vuelve a sufrir nuevas infecciones e insisto en que ha de hacerse algo al respecto porque seguirá enfermando si no se medica. Es una constante que este virus se ceba de lo que se llaman "enfermedades oportunistas" sin la medicación de base. Pedro se asusta y va constatando que lo que le digo va siendo realidad y que su hermana cada vez está más grave. Después Pedro me dice que la han ingresado en cuidados intensivos y que ahora no se la puede sacar, que los médicos de la clínica privada dicen que es imposible el traslado al hospital público.

Insisto en que ha de convencerse al padre (su máximo responsable) para que se la traslade como sea, que ése es el mejor apoyo emocional y táctico que le pueden dar. Pero días más tarde Marisa entra en coma.

A partir de ese día las visitas de Pedro a mi consulta se convierten en llamadas telefónicas y en realidad me dedico a apoyarle a él emocionalmente. Me dice que los médicos sólo esperan un milagro.

Marisa muere unos días más tarde. En un hospital privado y sin que sus familiares asumieran la verdadera causa de sus infecciones, el VIH causante del sida.

Puede justificarse que nunca se supo a ciencia cierta cuál era la causa de la enfermedad –cuando sí que se supo– y que los médicos hicieron lo que pudieron, pero creo que se filtra en todo el proceso una negativa inconsciente a asumir la realidad. Marisa no murió, desde mi punto de vista, de infecciones ni de ningún virus (que por supuesto es la razón médica), sino de vergüenza,[3] de priorizar la imagen sobre la preservación de la salud. Se murió de ignorancia y de consentimiento –por parte de sus familiares– de su ignorancia. Es duro reconocer que podamos morir del "qué dirán", de miedo al rechazo y del estigma asociado a una enfermedad (cuando existen medios médicos que alargan la vida).

Lo de ser artista famosa o no querer airear el tema pudieron ser razones muy nobles, pero ineficaces, dado que no se tomaron medidas coherentes y rápidas ante una enfermedad que causa la muerte. Ante este tipo de enfermedades asociadas al sexo, las familias a veces no quieren verse salpicadas, y se elige la privacidad y el disimulo. Esto es respetable, pero negar la realidad es peligroso.

Muchas ETS no se detectan a tiempo porque no nos informamos, no nos movemos ante los indicios, debido a que un tipo de culpabilidad y de vergüenza personal puede hacer que no queramos ver la realidad. La vergüenza es un freno para la salud sexual, como lo es no protegernos a nosotros mismos ante los demás por temor a que nos rechacen. Hay gente que acepta el sexo sin seguridad, aun exponiéndose a situaciones de riesgo.

CÓMO VIVIMOS EL MIEDO AL CONTAGIO

• César está a punto de llegar al orgasmo mientras penetra a Manuel. Están sin preservativo y se acaban de conocer. Manuel piensa que no va a tener tan mala suerte de que César le contagie nada, que parece un tipo muy sano. Y prefiere pasárselo bien y no estar controlando todo el rato.

3. En nuestra cultura, sida se asocia a drogadictos y homosexuales, temas que se esconden aún y, por lo tanto, algunas familias tienden a avergonzarse por su involucración en estos temas socialmente rechazados.

- Gonzalo se siente poca cosa, pero lleva meses detrás de Lidia, una chica sexualmente fuera de su alcance, según él. Cuando por fin consigue tener sexo con ella, Lidia le pide que tengan sexo sin protección. Él lo duda, pero acepta porque piensa que puede ser la única oportunidad que tenga de estar con ella.
- Mariano dice que ama tanto a Mamen que, aunque ella tiene una infección vaginal, no le importa no usar preservativo cuando tiene relaciones con ella.

Situaciones como las que reflejan estos casos siguen existiendo:

- Creemos que, por ser esporádico un encuentro, no hay tanta posibilidad de contagio (falsa creencia).
- Accedemos a los deseos de otras personas en contra de nuestros deseos y nuestra seguridad.
- Creemos que amar a alguien es razón suficiente para aceptar hasta la posibilidad de contagiarnos (sin pensar que no sólo es un problema que nos contagiemos nosotros, sino que luego –si nos separamos– podemos contagiar a alguien más).
- Creemos que las ETS se curan fácilmente por el hecho de que existan medicaciones, cuando hay algunas ETS que son tratables pero incurables –algunos herpes, por ejemplo– y otras, como la uretritis o clamidiosis,[4] pueden producir infertilidad.
- Creemos que la responsabilidad acaba en nosotros cuando no le damos importancia a comunicar que tenemos una ETS a aquellos con quienes estamos (por ejemplo, la gonorrea o vaginosis, porque a veces son asintomáticas, es decir, no se notan), cuando resulta que si me curo y no lo he dicho a quien creo que me lo contagió, me puedo volver a contagiar.

4. Un resumen de ETS claro y modos de afrontarlas se encuentra en Hopper (2001), y para una revisión médica más en profundidad, véase Farreras y Rozman (1989).

- Creemos que si nuestra pareja sexual nos promete que él o ella se preocupará de que no nos contagiemos («No te preocupes, sólo es la puntita», «Daré marcha atrás y no eyacularé dentro», «No va a pasar nada») la responsabilidad ya ha dejado de ser nuestra, lo cual vuelve a ser una falsa creencia, porque el otro es responsable de él, pero tú eres responsable de ti mismo.

Como otros ámbitos de la vida, las ETS son otro medio de comunicación, y es importante reflexionar cuál es el uso que hacemos de ellas, porque tendrá mucho que ver con nuestro estilo de hacer en la vida: no decir la verdad, encubrir, justificar, evitar la responsabilidad... Y también se pone al rojo vivo el tema de la empatía (ponernos en el lugar del otro), y cuando intentamos ser empáticos, puede suceder que no seamos correspondidos:

Juan Carlos y Rosa llevan tres semanas saliendo y entre ellos hay muy buena energía y relación. Cuando Rosa le dice a Juan Carlos que tiene hepatitis C, él le dice que prefiere que no tengan sexo, que le cae muy bien, pero que hasta aquí han llegado, que tiene miedo de contagiarse.

Esto no significa que no haya situaciones en las que se asume el riesgo con responsabilidad y las relaciones son claras y transparentes:

Lorenzo sabe que Juan es seropositivo desde el primer día que se conocieron. Aunque estuvieron varias semanas dándole vueltas al tema, la relación entre ellos funciona muy bien y ya llevan un año juntos. Asumen con protección el riesgo que hay, pero viven su sexualidad de manera fluida.

La llave de intercambio de las relaciones es la comunicación, y su derivación sexual, la responsabilidad. Por lo tanto, la irresponsabilidad es la madre de los contagios, más que las propias ETS.

La irresponsabilidad también es una constante de las relaciones humanas (falta de comunicación, falta de claridad, dudas no manifestadas, deseos no comunicados), pero llevado ello al terreno sexual –en donde existe el real y patente riesgo de involucrar a otros–, las consecuencias pueden afectar a la salud y la calidad de vida propia o de otras personas. Dicen los investigadores que el 5% de las ETS son para toda la vida.

La lepra en su época era la enfermedad estigma[5] preponderante. Era el símbolo del contagio más temido. Y hoy, ante el contagio sexual, preferimos, primero no enterarnos y, si nos enteramos, mejor no contarlo por si acaso nos rechazan nuestras parejas sexuales. Decirlo puede implicar renunciar al placer sexual de unas prácticas que nos proporcionan mucha satisfacción o arriesgarnos a que nos digan que no quieren sexo con nosotros.

Pero las ETS hablan por sí mismas, y el colmo de la ocultación de una ETS es éste, en donde tarde o temprano la mentira se destapa porque incluye una ocultación aún más comprometedora:

---

5. Estigma es una condición, atributo, rasgo o comportamiento que hace que su portador sea incluido en una categoría social hacia cuyos miembros se genera una respuesta negativa y se les ve como "culturalmente inaceptables" o inferiores.

El caso de Dora.
Cuando la falta de claridad tiene un alto precio

Dora está casada con Marcial. Ella sólo mantiene relaciones sexuales con él. Todo parece estar bien hasta que un día a ella le detectan gonorrea. Preocupada, se lo dice a Marcial, quien, nervioso, dice que cómo es posible, que se habrá equivocado el médico. Ella se trata médicamente, pero, meses después, vuelve a padecer la enfermedad. Finalmente, Marcial confiesa que tiene una amante que fue quien, primeramente, le contagió a él, y él después a Dora. La enfermedad había sido el síntoma que delató la infidelidad encubierta de Marcial.

Cuando no comunicamos, entramos en el peligroso juego de manipular a otros, de ahí que las mentiras encubiertas puedan llegar a generar incluso problemas de salud en los demás. Es nuestra responsabilidad, insisto, hacernos cargo de lo que somos y tenemos. Cuando tu pareja sexual tiene una ETS, si tú te curas pero el otro no, puedes reinfectarte. Esto le pasó a Dora. Marcial quizás pudo haberse curado cuando se trató médicamente Dora, pero no lo hizo, y la culpabilidad de no decir que tenía amante le hizo también eludir curarse y puso de nuevo en peligro a su mujer.

Y, de igual modo, la sinceridad puede servir de prevención en la propia relación con la pareja sexual, dado que algunas ETS avisan mediante síntomas:

Un día Bruno sintió ardores cuando orinaba. Lo que parecía pasajero se convirtió luego en un dolor más fuerte. Se preocupó definitivamente cuando de su pene salía un líquido lechoso. Al ir al médico, éste le dice que tiene gonorrea, y le pregunta si mantiene relaciones sexuales con alguien. Bruno tenía novia y con ella hacía el amor normalmente, así que le dijo que sí. El médico le dijo que los dos debían medicarse.

Lo que ya no sabemos es si Bruno se lo dijo a su novia o se calló por alguna razón particular, pero, estando avisado, la posibilidad de desarrollar empatía estaba servida.

Así pues, además de ejercer la responsabilidad y la comunicación, las investigaciones señalan que los antídotos más eficaces para manejar las ETS (que no son cien por cien antídotos pero pueden garantizar el control) son, como siempre, la información y el autocuidado, además de la prevención. ¿Cómo? Cada cual ha de situarse ante sus parejas sexuales teniendo en cuenta que (voy de la posible medida más drástica a la menos):

1. Puedes elegir no tener relaciones sexuales (lo cual es irreal para muchas personas).
2. Puedes elegir tener sólo una pareja sexual como medida de control.
3. Puedes utilizar todo tipo de elementos preventivos, preservativos, reducir prácticas de riesgo (evitar el sexo oral cuando no confías cien por cien o evitar la penetración si así lo necesitas).
4. Puedes elegir mantener prácticas sexuales sin intercambio de fluidos corporales (por ejemplo, tacto, masturbaciones...).
5. Puedes prestar atención a posibles señales de infección de tus parejas: secreciones, olores, úlceras o irritaciones en los genitales, y sentirte libre de preguntar y de rehusar hacer lo que consideres que no quieres hacer.
6. Puedes directamente preguntar a alguien si tiene tal o cual enfermedad.

¿Significa eso que, si quiero relacionarme con una persona con alguna ETS, la mejor prevención es no relacionarme con ella? No, lo que significa es que se tomen las precauciones fundamentales basándote en lo que la información científica aporta al respecto: no por tocar puedes contagiarte. Y, sobre todo, prodigar la comunicación con quienes estamos. El conocimiento es el que nos puede dar la auténtica pauta de cómo actuar en cada caso. Y ese conocimiento parte de tu propia libertad; primero, para informarte de los temas médicos y de salud; segundo, para poder abordar con tus parejas sexuales los temas que consideres oportunos; tercero, para dejar de hacer o proponer lo que en conciencia desees.

CUANDO EL SEXO SE CONVIERTE EN AGRESIÓN Y VIOLACIÓN EN LA PAREJA

Insisto en que es nuestra responsabilidad conocer cómo funcionamos sexualmente para no poner en riesgo nuestra salud emocional ni física, ni la salud de los demás.

Salud no es sólo cuidar de manera externa el cuerpo, sino conocer los propios límites, saber decir que no (cuando así lo sientes), saber pedir lo que quieres, hablar con la otra persona si te duele, si te sobra algo, si quieres introducir algo... Salud no es esperar calladamente que tu pareja sexual adivine lo que te gusta, sino favorecer que haya intercambio. Las coincidencias en los modos de tener sexo, de hablar y de ver el mundo existen también. Y, cuando suceden, son una maravilla. Pero esas coincidencias en encuentros esporádicos a veces no se dan, aunque esperamos ilusionadamente que se produzcan. Y en relaciones largas está el riesgo de la rutina. Por lo tanto, en ambas situaciones, salud es verte tú antes de ver al otro, al tiempo que piensas en la otra persona. La mejor prevención es conocerte y saber hasta dónde quieres llegar.

Veamos cómo andas de límites:

• Te citas con alguien. Hace unas horas que le has conocido y te pide que vayas a su casa... ¿Vas?

- Estás en su casa y quieres tomar una copa, pero nada más y él/ella te pide sexo... ¿Accedes?
- Estáis en la cama y sientes que no quieres tener sexo, pero te vienen a la cabeza dos ideas contradictorias: que ya es demasiado tarde para echarse atrás y que en el fondo no quieres tener sexo... ¿Se lo dices?
- Y estás a punto de que te penetren o de penetrar. Te lo estás pasando bien, pero no es la penetración lo que quieres y te das cuenta de que lo haces más por acceder a los deseos de la otra persona que por ti mismo... ¿Permites la penetración?

Supongo que te debates entre hacer las cosas por ti o por quien está contigo, que, ahora que lo piensas, vaya lío en algunas circunstancias. O que lo tienes muy claro. Es igual... Son preguntas para llevarte al lugar de tus decisiones más íntimas.

Las decisiones más íntimas no son las de tener sexo o no, sino las de sentirte libre de decir lo que piensas en cada momento. Intimidad no sólo es privacidad o desnudarte delante de quien quieres, sino atreverte a reconocer tus necesidades en momentos en que hay otra persona que tiene necesidades diferentes a las tuyas. Ésa es la auténtica intimidad: la de respetarte en un momento delicado donde parece que te la juegas si no accedes a los deseos de la otra persona. Entonces llega a nuestra cabeza la idea inconsciente de que el otro se puede enfadar, bloquear, que le podemos hacer daño o que nos puede echar de su lado. Y en tu corazón sientes el conflicto de elegir, y se te olvida que quien primero elige eres tú. Pero nuestra (mala) educación dice lo contrario: creer que podemos hacer cosas por los demás en contra de nosotros mismos. Y a eso se le llama ser bien educado... Y yo lo llamo perderse en la noche de los mundos...

No sólo es necesario tener claros los propios límites en situaciones de sexo esporádico. También en la pareja es fundamental. De hecho, podemos ser violados en la intimidad con nuestra pareja:

Hacer sexo por miedo es dejarse violar en la pareja

Gerardo y Maica están mal en su relación. Se han ido de vacaciones un par de semanas para ver si el aire fresco les sirve para unirse y llegar a la reconciliación que tanto echan de menos. Pero al inicio del viaje ya se pone de manifiesto que cada conversación es un desencuentro, y no sólo eso, sino una oportunidad para tirarse los trastos a la cabeza. Salen a relucir los trapos sucios. Llega un momento en que Gerardo, herido emocionalmente, le dice a Maica que –en los tres años de relación que llevan– no ha sentido nada sexualmente con ella, que le está amargando la vida y que ella es la culpable de que se ponga como se pone. Que ella es quien le saca de quicio. Ella se defiende y le calma al mismo tiempo.

A Maica le vienen ganas de irse: de coger un avión y volver a su ciudad. Piensa que ha sido mala idea irse de vacaciones cuando todo estaba mal. Y él, cuando se lo plantea, se encoleriza aún más y comienza a lanzar objetos de la habitación del hotel al suelo. Ella decide callar y le propone que el resto de días del viaje estén separados.

Él no quiere, dice que ya que están ahí han de hacer todo lo que tenían programado juntos. Y ella, callada, accede.

Después de un par de días en esa dinámica parece que Gerardo se ha calmado y, una noche, le pide a Maica que duerman juntos. Ella no quiere, pero accede por miedo a la reacción de él. Y, una vez en la cama, él se acerca excitado y quiere hacer el amor con ella. Ella le dice que no es buena idea, pero él empieza a ponerse nervioso y agresivo por el rechazo.

Maica, entonces, se deja hacer. Permite que Gerardo la penetre en contra se su voluntad pero con un motivo muy claro: no poner más nervioso a Gerardo. Ella cree que así le calmará y que corre menos peligro que negándose a hacer el amor.

Para quien no le suene, ésta es la reacción que tienen las personas (sobre todo mujeres) maltratadas: tienen la creencia de que son culpables de la reacción violenta de sus parejas. Y para quienes le suene..., no tengo nada que decir. Sencillamente reconocerán que este caso representa la violación más flagrante de los propios límites, autoconvenciéndose de que se hace por un bien mayor: calmar al otro por miedo a que las consecuencias sean aún más terribles.

Cuando apoyo emocionalmente casos de este tipo, lo primero que pienso es que, cuando se está dentro de la situación, no se ve nada. Y que las creencias de quienes están en el lugar de Maica son aparentemente de protección, pero, en el fondo, son todo lo contrario. Pueden servir para salvarte un día, pero prolongan la agonía.

La clave está en que, aunque parezca mentira y no esté escrito en ningún sitio, tienes derecho –y por qué no, obligación– a...

- Recular.
- Resistir.
- Rehusar.
- Negarte.
- Irte.

... cuando quieras y a la hora que quieras. Si subes a casa de alguien, si alguien se ha excitado contigo, si alguien quiere de ti sexo (incluida tu pareja afectiva) y tú no quieres, no significa que hayas de hacerlo. No porque tu pareja sexual se haya excitado al extremo has de llegar a hacer sexo por complacerla. Hacer sexo es por ti. Eres tú quien lo decides. Y no porque creas que has provocado[6] a la otra persona (sea hombre o mujer) has

---

6. El tema de la provocación es espeluznante: en el entorno jurídico ha habido casos de jueces que han considerado un eximente –en una agresión sexual– el hecho de que la persona agredida haya provocado al agresor: con sus ropas, actitudes o cosas que ha permitido. Psicológicamente puede argumentarse que es nuestra responsabilidad cuando permitimos en exceso al otro que se traspasen nuestros límites. Pero, jurídicamente, acudir a la provocación sexual como eximente, es una justificación sexista.

de acceder a sus deseos. Ésos son los rasgos de la mente de la persona maltratada, de quien se siente culpable (sin serlo), de quien cree que por culpa (a causa de) de sus acciones el otro se pone agresivo. Y el otro se pone agresivo porque tiene sus problemas. Es él quien tiene problemas. Tú no eres la causa de la reacción del otro, sino que el otro actúa como actúa porque espera conseguir lo que quiere. En el caso de Gerardo y Maica, él intimida a su mujer haciéndola responsable de que, sexualmente, se lo ha pasado mal durante tres años. Y encima se justifica creyendo (dado que ella está asustada) que él no es culpable de nada y que todo su malestar tiene una causa: Maica. Creer esto es entrar en la trampa mortal de la manipulación del agresor. Pero, claro, estas frases de Gerardo y sus manipulaciones sólo penetran en la mente y en el corazón de quienes no saben quiénes son.

Éste es el problema de base: que quizás cuando accedes al sexo que no quieres es que, en el fondo, no sabes respirar, ni caminar... ni decir que no, o sea, no sabes dónde empiezas ni dónde acabas. Porque estás demasiado acostumbrado a leerte en los ojos del otro. Si le gustas al otro, es que vales y sirves, es que eres persona. Si accedes a los deseos del otro (le complaces y le contentas), sientes inconscientemente que eso es genial. Si se enfada, es por tu culpa. Pero eso es cavar tu propia tumba. ¿Cómo demonios vas a protegerte de agresiones, violaciones sexuales o de ETS si sientes en el fondo de tus entrañas que no eres nada? Lamentablemente, este tipo de situaciones lo que revelan es la necesidad enorme que tienes de que te quieran, y por ello haces dejación de lo que eres por unas migajas de aprobación externa, de que alguien se fije en ti y entonces te sientas amado por un instante.

Y, si sucede que tenemos problemas emocionales o de daño físico, debidos a las consecuencias de nuestras relaciones sexuales, podemos encontrar igualmente mecanismos para afrontar lo que nos ha sucedido y seguir hacia delante. Pero cuidado con el escaqueo, la negligencia o la tendencia a hacernos la víctima (*¿qué he hecho yo para merecer esto?*) cuando, a causa de lo que hemos hecho, obtengamos una consecuencia inesperada.

CUANDO EL DESEO DE SER POSEÍDO SE CONVIERTE EN EXCITACIÓN

Una situación que pone al rojo vivo los propios límites la configura la experiencia de llevar al plano sexual el deseo inconsciente de posesión. Cuando sucede esto y se sabe manejar, no hay ningún problema. Pero puede ser que, a veces, se escape de las manos:

El secuestro de Paqui

Paqui le dejó a Carlos, su ex pareja, la única copia de su tesis doctoral en un CD. Él había insistido mucho en que quería leerla y pasarla a su ordenador, y ella olvidó hacer una copia de seguridad en el suyo.

Cuando Paqui fue a casa de Carlos para recuperar la copia, se produjo una pelea entre ellos de tal calibre que Paqui cogió el CD y salió corriendo por las escaleras del edificio. Carlos, enfurecido porque quería que Paqui se quedase, la persiguió hasta alcanzarla y tiró de su camiseta para retenerla. Ella gritaba que la dejase en paz y siguió bajando escalones. Carlos no soltó la camiseta, de tal manera que la prenda se desgarró mientras ella seguía vociferando pidiendo socorro. Él le arrebató el CD de su mano y le dijo que si no entraba en casa lo rompería.

Ella se lo pensó dos veces y decidió acceder a los deseos de Carlos con la idea de recuperar el CD intacto.

Al llegar a casa, Carlos cerró con llave la puerta para impedir que ella se escapara. Escondió el CD y se calmó. Ella, incomprensiblemente –según su testimonio–, empezó a sentir una fuerte excitación. Se sentía secuestrada y arrebatada por Carlos, y ello la trasladó a un deseo enorme de que él la penetrara y la poseyera con violencia. Deseó ser propiedad de Carlos y ese deseo le hizo llegar al orgasmo rápida y frenéticamente.

Que se trate de una mujer es indiferente. Tengo documentadas situaciones parecidas en varones homosexuales.

Cuando Paqui, en consulta, narró estos hechos, decidió al mismo tiempo dejar de ver a Carlos por un buen tiempo, independientemente de que habían tenido hasta la fecha una buena relación como ex pareja. Pero sintió que había tocado un límite que podía ir más allá y ello la inquietaba.

Otras veces este deseo de ser poseído o de poseer puede producir gran excitación mental y sexual entre las parejas y, si se vive de manera consciente y como un juego, no llega a tener mayor trascendencia. Los límites son tuyos. O los ves o, si no, corres el riesgo de que los límites te coman.

Mantengo, por lo tanto, que la salud sexual tiene, como mínimo, tres objetivos:

- El pleno conocimiento de nuestras motivaciones sexuales, de conocernos al dedillo para saber hasta dónde somos capaces de llegar o no sexualmente hablando y luego asumir lo que suceda en el caso en que hayamos de lamentarnos. Por ejemplo, si temes haberte contagiado de hepatitis, o de VIH, hazte las pruebas. Ve al médico. Actúa.
- Prevenir al máximo riesgos que no deseamos para nosotros ni para los demás (sin caer en obsesiones, pero siendo consecuentes).
- Si tenemos alguna consecuencia no deseada (embarazos[7] o enfermedades transmitidas sexualmente), hemos de desarrollar lo que se llama el *afrontamiento*, es decir, la fuerza y las acciones necesarias para aliviar, paliar o eliminar –si se puede– las consecuencias de lo que nos ha sucedido, para mantener al máximo nuestra calidad de vida y la de los demás.

---

7. El siguiente subcapítulo aborda este tema.

Y ello no obliga a que hayamos de ser radicales con la cautela sexual (como algunas personas que, con tal de evitar el riesgo de enfermedades, eligen no tener relaciones sexuales, lo cual es una opción también). Tampoco obliga a que hayamos de sentirnos culpables cuando alguien nos ha contagiado una enfermedad sexualmente (sensación de que algo malo hemos hecho y por eso hemos contraído la enfermedad).

La salud sexual es una elección y mi experiencia es que, cuando insistimos en ella a modo de obligación, no suele penetrar en los corazones ni en las mentes de los seres humanos. De hecho, llego a pensar que no todas las personas quieren cuidarse, que se confunde salud con rigidez y que hay personas que prefieren asumir el riesgo de la vida sin "comerse el coco" con lo que luego pueda pasar. Algunos ejemplos de estas actitudes son aplicables a los temas ya tratados, pero para continuar los aplicaré a un último tema.

LOS EMBARAZOS QUE AÚN SON UN PROBLEMA DENTRO DE LAS PAREJAS

- Carmen y José son pareja y no quieren tener hijos. Pero están haciendo el amor sin ningún tipo de anticonceptivo. Confían en que, como son pareja y se conocen, no habrá ningún tipo de problema.
- Pepe ha pedido a Marga que hagan el amor sin preservativo, que así tiene mayor sensibilidad, que es más rico. Ella tiene miedo a quedarse embarazada, pero, como quiere complacerle, accede. Él promete hacer la marcha atrás[8] pero, justo cuando lo intenta, ha eyaculado dentro.

---

8. Salir de la vagina antes de eyacular, lo cual, por cierto, no garantiza que no haya embarazo, dado que muchos hombres tienen secreciones seminales durante el coito que igualmente pueden provocar concepción.

Te pueden parecer mentira estos casos, pero son reales, y representan actitudes de algunas personas en nuestros días. ¿Crees que son actitudes consecuentes? En realidad, son consecuentes con la mentira y la ilusión de que a nosotros no nos va a pasar o de que el amor está más allá del control de las cosas.

Muchas veces, bajo creencias del tipo "ya nos conocemos en nuestro ritmos" o "prefiero pasármelo bien y no controlar" o "quiero complacerle", lo que se esconde es una profunda irresponsabilidad, primero para con nosotros mismos, y después para con el otro, dado que le permitimos actuar sin impunidad. Además, esas creencias no velan por otras personas que puedan haber sexualmente en nuestra vida. Pensemos que, por muy pareja que seamos o no, cuando te vas a la cama con alguien lo haces también con todos aquéllos con quienes ha tenido sexo ese alguien.

Muchas personas mantienen estas creencias de no dar importancia bajo el pretexto de que sienten amor auténtico, o que prefieren estar relajados, o bien lo hacen por cuestiones morales o religiosas. Cuidado porque en temas sexuales la información científica es fundamental, y esta información científica es clara: si no tomas medidas, por mucho que ames, creas en Dios, quieras complacer al otro, sólo tú eres quien se queda embarazada (y tu pareja lo ha de asumir, o no), o bien quien se contagia de una posible enfermedad.

En los casos presentados, una pareja dice que se conoce... y no toma medidas anticonceptivas, y en la otra, él promete hacer la marcha atrás, pero no la hace... Interesante... Quizás hallemos que en la intimidad de ciertas parejas existen ilusiones, deseos de no enfrentar al otro, dejadez a veces o temor al enfrentamiento: ¿qué pasaría si ella, antes de que él llegue al orgasmo, detuviera el coito y le dijera: «Seamos serios, ponte un preservativo»? Pues que él tendría varias opciones: hacerlo, ofenderse, negarse... Si lo hace, punto y final. Pero puede ser que ella tema que él se ofenda o que se niegue y se ponga violento, que la abandone por ello, o que quiera convencerla. Y ella no dice nada porque intenta evitar todo eso. Y puede ser también que él o ella quieran tener un hijo para provocar estar juntos, porque quizás uno de los dos no quiere tener hijos. Las razones inconscientes pueden ser muchas, pero la decisión es una.

Así que muchas veces, tras estos detalles de falta de claridad –plasmados en la relación sexual–, ya he descrito que se esconden cosas que uno no le dice al otro. Y la posibilidad del embarazo en realidad vuelve a ser un código, es decir, una tapadera o lenguaje doble, parecido a lo que hemos dicho que podían representar las disfunciones sexuales. No es extraño que, cuando en una pareja no se es claro o no se habla mucho –aunque sea sólo para mantener una relación esporádica–, haya intenciones que no se llegan nunca a poner sobre la mesa. Es más, esas intenciones no habladas son las verdaderas motivaciones de uno y otro. Entre las parejas se establecen relaciones de sumisión, control, poder, chantaje... Es decir, enormes faltas de claridad que se reflejan en la pantalla del sexo y en la toma de decisiones sobre la propia posibilidad de concebir o no concebir.

Así pues, un embarazo no deseado informa además de la falta de propósito compartido entre los miembros de la pareja, es decir, que cada uno lleva su película y que esas películas no son comunes. Entonces el resultado puede ser esa falta de comunicación que lleva al embarazo no previsto. Y se cree que el embarazo puede unir lo que no hay manera de unir en la relación.

EMBARAZOS NO DESEADOS SIN PAREJA
Y EN ADOLESCENTES

Teresa está preocupada porque no le baja la regla. Ha hablado con dos amigas de si es normal que suceda que se demore hasta quince días de lo previsto. Alguien le dijo que sí, que podía suceder. Pero, sin acabarse de fiar del
todo, le pidió a su hermano que, por favor, fuese a la farmacia a comprarle un
detector de embarazo, que a ella le daba vergüenza. Cuando lo prueba, el indicador da positivo. Según el papelito, está embarazada. Entonces la angustia la
devora y siente que no sabe por qué le ha tenido que pasar esto a ella... Tiene
diecisiete años, no tiene pareja fija y sabe Dios lo que van a pensar sus padres.

En este tipo de circunstancias, la cuestión es: si Teresa no
quería quedarse embarazada, ¿por qué está embarazada? O
cómo ella misma se pregunta al final: ¿por qué le ha tenido que
pasar esto a ella?

Con todos mis respetos, el Espíritu Santo no creo que haya
venido a visitar a Teresa y le haya pasado como lo que nos
cuentan que le pasó a la Virgen María, que concibió sin mediar
ningún varón. Por cierto que hay una película que se llama *Ag-
nes de Dios*,[9] protagonizada por Jane Fonda, que narra precisamente la historia de una monja que se queda embarazada, creyendo que es obra del Espíritu Santo. Lo que plantea el film es
que posiblemente fuese violada por alguna persona que fre-
cuentaba el convento donde ella estaba, y que, para mitigar su
culpablidad y sufrimiento, ella se sugestiona creyendo que es
obra de Dios.

De ahí que no sean extrañas estas actitudes en muchas personas: creemos que a nosotros no nos pasará. Pues resulta que
nos pasa. La vida es real para todos los que respiramos y vivi-

---

9. El director es Norman Jewison y es del año 1985.

mos y vamos paseando por la calle. Y la respuesta es clara, querida Teresa: te ha pasado a ti porque has tenido una relación sexual con un chico, esos seres humanos con pene, que pueden dejarte embarazada si eres chica y mantienes relaciones sexuales con ellos.

Ya sé que quizás ni Teresa ni su pareja sexual deseaban que se les fuese de las manos este asunto, pero su manos son las suyas y quizás la respuesta a la duda de Teresa («¿Por qué me ha tenido que pasar a mí esto?») es dura: porque vuestra ingenuidad os cegó, porque no pusisteis límites, porque os descuidasteis, o tal vez por el miedo al rechazo del chico si se negaba a ser penetrada. Y no culpabilizo ni a Teresa ni a su pareja sexual, sino que llamo la atención sobre la actitud que Teresa representa, una actitud de cariz victimista, no responsable, en el sentido de no haber mantenido una relación sexual basada en el mutuo conocimiento, no haberse anticipado o prevenido.

Igual que sucede con las campañas de prevención de accidentes de tráfico (que se toman serias medidas, pero sigue habiendo aún infinidad de accidentes), doy el dato de que en España se producen al año 18.000 embarazos no deseados y en población mayoritariamente de menores de treinta años (cifras de salud pública de 2005). Es decir, a pesar de la información –que aparentemente parece mucha– y de las campañas de prevención, sucede –es real– que las personas se embarazan sin aparentemente desearlo.

Y no se trata de llevarnos las manos a la cabeza, sino de constatar una realidad que puede cambiarse si sabemos cómo, y propongo que el cambio fundamental está en el cambio de las creencias y las actitudes ante estos hechos.

Hay mucha variabilidad de actitudes entre las personas. De ahí que sugiera que, además de la información –que ya existe– y de la educación sexual, hemos de incidir en la manera de pensar, es decir, en que no es oro todo lo que reluce o, dicho de otra

manera, que tras cada embarazo no deseado quizás hay toda
una historia personal de creencias, deseos, debilidades, necesidades de estar con alguien, ignorancia o motivaciones ocultas que las chicas y los chicos tienen, sin ni siquiera ser conscientes de ellas. La salud sexual, en el fondo, es cuestión de
manejar nuestras creencias sobre el sexo.

Un embarazo no deseado en adolescentes sin pareja fija
enfrenta psicológicamente a las personas a múltiples cuestiones que afectan a creencias morales, sociales y de la cultura en
la que vivimos. Para mí esas cuestiones son la base del afrontamiento (y recuerdo que considero el afrontamiento como un
tercer objetivo de la salud sexual). Estas cuestiones son: la
primera reacción; decirlo o no; si el embarazo es cuestión de
uno o de dos; si se aborta o qué se hace...

Lo relativo de los embarazos no deseados

Nuestra cultura da una importancia enorme al hecho de que existan
embarazos no deseados, cuando en otras culturas no es así.

El antropólogo M.G. Smith ha señalado que los kadar no otor-
gan ningún valor a la castidad premarital. Es bastante frecuente que
las muchachas solteras queden embarazadas o tengan hijos con jóvenes diferentes de su prometido. La prole de estos embarazos pre-
maritales pasa a formar parte del patrilinaje del prometido de la mu-
chacha, y es bien recibida como prueba de la fertilidad de la novia
(cit. por Roigé, 1993).

En nuestra cultura un embarazo no deseado es un problema debido a que no forma parte del modelo imperante: tener
autonomía económica, mayoría de edad, estar en pareja... Y
los casos de tales embarazos que puedan darse fuera de estas

condiciones del modelo imperante se critican y censuran: nos exponemos al qué dirán, al rechazo, a la culpa, a la resignación y a tener que decidir.

Aunque me estoy enfocando en la parte negativa del embarazo no deseado, existen casos en los que este hecho no es ningún drama. Como siempre, se trata de diferentes maneras de enfocar la realidad y de comprender que no todo el mundo piensa de la misma manera.

Y tema a tema, las creencias y actitudes ante un embarazo no deseado en una pareja de adolescentes son diversas, como se expone a continuación. No son sensaciones radicales las que siguen, sino reacciones emocionales que he podido recopilar.

La primera reacción

Alternativas posibles, entre otras:

- ¡Qué culpable me siento!
- Soy una desgraciada.
- Me corto las venas.
- Antes muerta que embarazada.
- O bien: Vale, era lo que, en el fondo, queríamos.
- No pasa nada, me lo temía.
- Todo tiene solución.

¿Lo digo o no lo digo?

- ¿A mis padres?
- ¿Al propio padre de la criatura, si no lo sabe?
- ¿Para qué lo digo?
- ¿Lo asumo sola?

¿El embarazo no deseado es cuestión de uno –ella– o de dos –ella y él–?

Las opiniones son diversas al respecto: aquí hay creencias de todo tipo:

* Que quien ha de asumir el hijo es ella, que él no se hace cargo.
* Que es cosa de a dos.
* Que los chicos son más irresponsables que las chicas.
* Mejor que se casen.

¿Se aborta o no?

Las creencias aquí son diversas también:

* No, porque es matar a una criatura.
* No, porque en el fondo queremos al niño.
* No, porque ya es tarde.
* Sí, porque es destrozar la vida de los padres.
* Sí, porque ha sido un descuido.
* Sí, porque es legal.

Si no aborto, ¿qué hago?

* Criar el niño sola.
* Casarnos.
* Seguir separados, pero cuidar los dos al niño.
* Etc.

Y podríamos continuar con más temas y más dudas. El embarazo no deseado en adolescentes es importante porque en nuestra sociedad el sexo asociado a la concepción es un problema, cuando, más allá de la importancia social, tiene la importancia que cada cual (con el contexto que le rodea) le quiera dar. No es el fin del mundo que suceda algo así, pero puede ser una experiencia que ponga de manifiesto los mecanismos de defensa de las personas afectadas y sus familias.

La prevención es el mejor antídoto y el más recomendado para evitar embarazos no deseados en adolescentes (y no adolescentes).

Y prevenir significa tomar las medidas comunicativas y anticonceptivas necesarias para evitar que lo que decimos que no queremos no se haga realidad: si no queremos embarazarnos (hablo en plural porque mi idea es que es cosa de los dos miembros de la pareja), utilicemos anticonceptivos. Aunque no es misión de este libro, señalo que hay mucha literatura al respecto, pero propongo a Hopper (2001), que hace una excelente recopilación de los principales métodos anticonceptivos, clasificados en tres tipos: los de barrera (preservativos, tapones vaginales y diafragma), los hormonales (píldoras, inyecciones e implantes) y los mecánicos (dispositivos intrauterinos).

No tendrían ni que mencionarse estas informaciones en el siglo XXI, pero lamentablemente sigue habiendo juicios morales y religiosos sobre el uso de los anticonceptivos, que llegan a cuestionar temas científicos que están más que demostrados. Ni que decir tiene que en estos métodos recomendados no existe ningún riesgo psicológico ni emocional para quien los use, salvo aquel riesgo que la persona, por sus creencias, tenga con relación a usarlos o no.

CONCLUSIONES

1. La salud sexual es parte de la propia vivencia de la sexualidad. Y salud sexual, ante todo, implica autoconocimiento.
2. Es nuestra responsabilidad cuidarnos y cuidar de los demás sabiendo dónde están los propios límites y detectando los límites de las parejas sexuales con las que estamos.
3. La actitud es la base de la salud sexual, aparte de la información y la prevención.
4. Actitud quiere decir aprender a decir no, saber dónde y cuándo aceptar una práctica sexual determinada y proponer a las personas con las que compartimos sexo todo aquello que represente lo que son necesidades personales.
5. Información quiere decir obtener el máximo de detalles científicos sobre el uso de medidas anticonceptivas para evitar embarazos no deseados e instrumentos y prácticas de protección ante el posible contagio de ETS.
6. Atención a la necesidad de mantener una imagen ante los demás (por vergüenza, temor al rechazo o temor a la pérdida) cuando tenemos una ETS y demoramos la información, y pasar a la acción. Priorizar la imagen es el inicio de la desconexión con nosotros mismos. Y además puedes preservar la imagen, pero al mismo tiempo ocuparte de la enfermedad.
7. Prevención quiere decir anticiparse a que sucedan las cosas tomando las medidas emocionales necesarias: hablar, decidir, rechazar, aceptar en función de nuestras necesidades y las de las personas con quienes estamos.
8. Con el sexo, en el fondo, aprendemos a hablar; a compartirnos y compartir expectativas, ilusiones, temores; a expresar lo que nos gusta o no. Es un ejercicio excelente de comunicación contigo mismo y con tus parejas sexuales.

Es la oportunidad para reconocerte en tus palabras, en tus sensaciones, y explorar los límites de tus deseos y los deseos de quien está contigo.

9. O puede ser todo lo contrario: el lugar ideal para renunciar a lo que quieres y lo que eres, el lugar donde empiezas a enterrarte en vida y a generar las frustraciones que luego proyectarás en las siguientes experiencias de tu existencia.

10. Todo ello no quiere decir que hayamos de evitar las relaciones sexuales –obsesionados por miedo al contagio o a la concepción–, sino que mantengamos un disfrute responsable y comprometido con quienes somos.

13. SERES HUMANOS Y SERES SEXUALES, DOS PROCESOS INSEPARABLES

A lo largo de los doce capítulos de este libro he querido plantear algunas ideas y creencias que rompen en muchos casos con las que socialmente existen. Desde el enfoque inicial de que hay un modelo oficial que impone e imprime nuestra cultura, hemos desplegado e ilustrado toda una gama de opciones y posibilidades aplicables a todos los ámbitos en los que la sexualidad existe como manifestación de los seres humanos, con el fin de llegar a este punto final en el que la pregunta fundamental es: ¿qué quieres para ti?

Hemos hablado de sexo a lo largo de estas páginas, pero podríamos haber titulado el libro *Reconocer nuestras mentiras para vivir la vida*, porque no creo que vida y sexo puedan separarse, son dos procesos que forman parte de la existencia humana. Y dentro de la vida existen gamas, alternativas; existen tonos diversos, como colores hay en las flores y los árboles, o formas múltiples en la naturaleza. Hay muchas maneras de vivir la sexualidad, tal y como he tratado de explicar.

Vivir la sexualidad y vivir la vida... es lo mismo.

La sexualidad nos enfrenta a un contraste:

* El modelo educativo y sociocultural, que considera que el camino es uno, que la vía normalizada es una.
* Y el cambio permanente en cuanto a las formas de evolución humana. Lo cual significa estar abiertos constantemente a nuevas formas y nuevos modos de concebir la propia naturaleza del ser humano (más de un camino, más de una vía).

Así pues, considero que ese contraste es el motor de la transformación social, y así lo que hoy es malo para un grupo mayoritario de personas, mañana no lo será tanto. Dicen las investigaciones sociales que los grandes cambios siempre parten de las minorías (Gil y Alcover, 1999). Lo que hoy son inventos consolidados (democracia, parlamentos, igualación de derechos entre hombres y mujeres...) fueron en su día una idea de sólo unos cuantos. De ahí que el hecho de que ciertas prácticas sexuales no sean mayoritarias no quiere decir que algún día no lleguen a serlo.

Este modelo de sexualidad de gran amplitud de alternativas que he presentado (a nivel de pareja, de orientaciones sexuales, de prácticas sexuales...) se basa en la integración y no en el rechazo; es decir, contrariamente a otros movimientos culturales que pretenden descartar opciones diversas, mi interés es plantear que hay sitio para todos y que todas las opciones son respetables y pueden integrarse en nuestra cultura, sin menoscabo de los intereses y necesidades de quienes tengan su propia visión.

Y esta integración llega incluso a la propia integración personal. Es decir, muchos desequilibrios psicológicos y emocionales que tienen como punta del iceberg problemas sexuales, de fondo, se pueden solucionar facilitando a las personas que se integren más consigo mismas o, lo que es lo mismo, que se acepten en aquellas parcelas de sí mismas en las que no se encuentran muy cómodas. Porque lo que suele suceder es que las personas sufrimos por el hecho de sentirnos diferentes debido a que hemos hecho dentro de nosotros una reproducción intacta del modelo sexual imperante. Y, aunque no nos haga sentir cómodos, ese modelo está dentro, como un antiguo disco que no queremos escuchar, pero que no podemos parar de reproducir una y otra vez. Pero parte de la solución está en parar deliberadamente ese disco y escuchar otro diferente, el nuestro propio; primero unos instantes, hasta que la nueva música nos vaya penetrando, como en su día nos penetró el modelo imperante.

Una sexualidad armónica no puede darse por dos razones: porque no haya armonía dentro de nosotros o porque las prácticas sexuales que otros hacen nos molesten. No se trata de que todos hagamos sexualmente lo mismo, sino de que podamos llegar a tolerar que cada cual haga con su cuerpo lo que quiera, siempre que respete a los demás y se mueva en un margen de libre elección, siendo consecuente y responsable.

Hemos de observar las molestias, aversiones y rechazos que muchas prácticas sexuales nos puedan ocasionar como niveles diferentes de evolución personal y no como enfermedades o trastornos mentales de quienes usan el sexo de manera distinta a como lo hace la mayoría. Creo que existe mucha ignorancia sexual por falta de experiencia personal, por haber aprendido desde pequeños a protegernos cuando nos sentimos cuestionados; porque, antes de entender otras opciones, nos defendemos temiendo que la opción del otro quizás acabe con la nuestra, cuando de lo que se trata no es de acabar con ninguna opción, sino de integrar, integrar prácticas sexuales e integrarnos nosotros, la cosa más difícil, pero más hermosa del mundo.

Si partimos de la base de que somos seres humanos que nos dirigimos hacia el equilibrio y la igualdad en los sexos, también podemos contemplar como posibilidad crecer en el equilibrio dentro de nuestras partes internas, nuestra parte masculina y nuestra parte femenina. Hombres y mujeres tenemos ambas partes –como ya hemos visto–, y el equilibrio emocional requiere igualmente la reconciliación entre lo femenino y lo masculino en nuestro interior: que los hombres puedan ser muy sensibles y mostrarse como tales sin miedo a parecer afeminados o afectados, y que las mujeres puedan mostrar su iniciativa y decisión sin exponerse a ser criticadas como arribistas o ambiciosas. Ello podrá contribuir al ya iniciado movimiento de distribución equilibrada de roles y tareas entre sexos y que, por fin, las mujeres puedan, por ejemplo, acceder a los altos cargos de las mejores empresas.

Porque el fin último de la integración dentro de nosotros mismos es la paz. Si dentro de nosotros hay falta de integración, dobles discursos, represiones sexuales, mentiras encubiertas..., estamos creando el perfecto caldo de cultivo para los conflictos. Y aquí propongo, como lo hace Krishnamurti (1995),[1] que el conflicto, primero, está dentro. Y si está dentro, es imposible que la paz exista afuera.

Y cuando integramos la propia sexualidad y restablecemos el conflicto interior, llega el amor. En las páginas de este libro, el amor no lo he utilizado para referirme sólo a una persona en concreto, sino para identificar que amar es un ejercicio de total aceptación. Y que, sin esta aceptación, es imposible amar a nadie. Y que el amor es la propiedad privativa de SER. Ser sexuales es ser humanos, seres con corazón, llenos de nosotros mismos, repletos de experiencia y sentido.

---

1. Pensador indio ya fallecido.

Una vez escuché a un formador en una conferencia argumentar que, por supuesto, todos los seres humanos somos iguales, que tenemos los mismos derechos y que no se justifican las discriminaciones por razones de sexo, raza, clase social, etc. Pero que quizás en dos aspectos no éramos tan iguales como a primera vista parece. El auditorio se quedó atónito esperando que el conferenciante desvelara a qué se refería cuando, hasta el momento, había defendido la igualdad de todas las personas. Entonces aclaró su posición: no somos iguales en experiencia, ni somos iguales en conciencia.

Pensé inicialmente que eran un par de buenas razones para volver a establecer diferencias (más sutiles) entre las personas, y mi mente tendente a lo igualitario se resistió a aceptar la idea. Pero cuando me serené, sentí que aquel señor había dado con la clave de lo que nos hace sentir y percibir de maneras tan divergentes.

Es cierto que la falta de experiencia compartida[2] hace que juzguemos como buenas o malas ciertas cosas y que, al experimentar, las teorías que uno mantiene se modulan, cambian y transforman. Y que, como consecuencia de abrirse a la experiencia, la manera de pensar y ver el mundo evoluciona. Y esa evolución que se va abriendo a los diferentes aspectos de la vida de cada ser humano va haciendo que algo dentro de uno se expanda: la conciencia. Conciencia quiere decir ampliación, expansión, superación de límites. La conciencia empieza por escuchar. Escuchar es sentir lo que ya es antiguo dentro de ti. Si repites, es que ya has pasado por ahí. Y el disco suena para recordarte que ya has pasado por ahí. Unos follan y otros hacen el amor, ¿te suena? Unos buscan el orgasmo rápido y

---

2. El prólogo de *Un curso de milagros* (Fundación para la Paz Interior, 1990) dice que una teología universal es imposible, pero que una experiencia universal sería deseable.

otros la plenitud en la fusión con el alma de quien tienen al lado, ¿te recuerda algo? Si algo te suena, bien. Si no, también bien. Si algo te evoca algo, bien. Si no, bien también.

Lo que hace cualquier percepción es mantenerte en una red personal de creencias, pensamientos, emociones y sensaciones que conforman tu nivel de conciencia. Y la sensación inevitable de «Este polvo ya lo he hecho», «Esto ya lo he vivido», «Esta sensación con este cuerpo ya la tengo más que vista»... es el enganche con tu próximo nivel de conciencia, sea el que sea, estés donde estés.

Entonces te viene la intuición de «Ya no quiero más de lo mismo», y te das cuenta de lo que mata o no una relación, de lo que te hace rico o pobre en tu manera de ver las cosas, de lo que das y lo que recibes, de lo que le pides al mundo y lo que estás dispuesto a ofrecer. Y ahí nuevamente se te revela tu conciencia, tu capacidad para absorber o rechazar, para aceptar o rehusar.

En términos sexuales, propongo que un primer nivel de conciencia es vivir al otro como un objeto. Y aquí no se suele hacer el amor, sino quizás la guerra. Este nivel se nota porque necesitas –para sentirte bien– que la otra persona tenga el orgasmo contigo, para, en el fondo, demostrarte tu propia masculinidad o feminidad, tu valía como objeto que provoca en otro objeto una reacción... Y la conciencia se eleva con el proceso de ver a quien tienes al lado no como objeto, sino como sujeto, que es el progresivo apercibimiento de que el sexo es la compañía de ser, el encuentro que se da sin forzar nada, que la fluidez es el código de la vida oculta tras las luchas y forcejeos de robar la energía del otro a través de un sexo con un final previsto y una alta expectativa de éxito. Hacer el amor es conciencia, es casi ideología, no es follar el cuerpo, sino rozar el ser que se perfila entre dos conciencias que eligen la experiencia de la unión.

Cuando se integra la experiencia, se eleva la conciencia. Hay gente que tiene la experiencia de cien polvos y otros que tienen la experiencia de un polvo repetido cien veces, como aquellos que dicen tener veinte años de experiencia en un ámbito de trabajo y, en el fondo, es como si tuvieran una misma experiencia repetida veinte años.

Así que tú eliges, querido lector. Tú eliges lo que para ti representan todos estos conceptos: la paz, el amor y tu propia sexualidad, el ser de lo que eres y de quienes te acompañan en este viaje de la vida. Ojalá que tus prácticas sexuales sean una manifestación más de quién eres y de lo que quieres, y no una repetición compulsiva de lo que el modelo social y otras personas quieren para ti.

Gracias por acompañarme hasta el final y por dejar que me aclare, poco a poco, a mi ritmo. He aprendido, al acabar el libro, que soy lento en la reflexión, como lo soy también haciendo el amor...

EPÍLOGO

De un poema de Miquel Martí i Pol[1] que lleva por nombre
en catalán «Ara mateix» (Ahora mismo) recupero los ver-
sos finales:

I en acabat, que cadascú es vesteixi
com bonament li plagui, i via fora!,
que tot està per fer i tot és possible.

(versión catalana)

Y al acabar, que cada cual se vista como le plazca, y ¡adelante!,
que todo está por hacer y todo es
posible.

(versión castellana)

Y, retomando el verso final, continúo dándole la vuelta:
Que todo está por hacer y todo es posible...

Y como todo es posible,
todo está por hacer...

Por hacer todo está.
Tú lo haces.
Yo lo hago.
Ahora.

1. Poeta, escritor y traductor (1929-2003).

BIBLIOGRAFÍA

AA.VV. (1992). *Encuentro con la sombra*. Barcelona: Kairós.

Alborch, C. (2007). *Solas: gozos y sombras de una manera de vivir*. Madrid: Temas de Hoy.

Beattie, S. (1986). *Otras culturas*. México: Fondo de Cultura Económica.

Belloch, A., Sandín, B., Y. Ramos, F. (eds.) (1994). *Manual de psicopatología*. Vol. I. Madrid: McGraw Hill.

Berdún, L. (2002). *¿Qué nos pasa en la cama?* Madrid: Punto de Lectura/Santillana.

Chödron, P. (2002). *Cuando todo se derrumba*. Barcelona: Gaia.

Dethlefsen, T., Dahlke, R. (1997). *La enfermedad como camino*. Barcelona: Plaza y Janés.

Dumont, L. (ed.) (1975 [1971]). *Introducción a dos teorías de la antropología social*. Barcelona: Anagrama.

Farreras, P., Rozman, C. (1989). *Medicina interna*. Vol. II. Doyma: Barcelona.

Freud, S. (1960). *The letters of Sigmund Freud*. Nueva York: Basic Books.

Fundación para la Paz Interior (1990). *Un curso de milagros*. Nueva Jersey: Foundation for Inner Peace.

Galindo, A. (2003). *Inteligencia emocional para jóvenes*. Madrid: Prentice Hall.

Gay. P. (1986). *The bourgeois experience: Victoria to Freud*. Vol. 2: The tender passion. Nueva York: Oxford University Press.

Gil, F., Alcover, C.M. (1999). *Introducción a la psicología de los grupos*. Madrid: Pirámide.

Goleman, D. (1997). *Inteligencia emocional*. Barcelona: Kairós.

González de Alba, L. (2003). *La orientación sexual*. México: Paidós.

González Merlo, J. (1997). *Ginecología*. Barcelona: Masson.

Harris, M. (1986). *Introducción a la antropología*. Madrid: Alianza Editorial.

Harris, M. (1995). *Nuestra especie*. Madrid: Alianza Editorial.

Hite, S. (1976). *Informe sobre la sexualidad femenina*. Barcelona: Plaza y Janés.

Hite, S. (1981). *El informe sobre la sexualidad masculina*. Barcelona: Plaza y Janés.

Hite, S. (1988). *Mujeres y amor. Nuevo informe Hite*. Barcelona: Plaza y Janés.

Hooper, A. (2001). *Sexo, preguntas y respuestas*. Madrid: Pearson Educación.

Krishnamurti, J. (1995). *Sobre el conflicto*. Madrid: Edaf.

Leahey, T.H. (1998). *Historia de la psicología*. Madrid: Prentice Hall.

Lévi-Strauss, C. (1975). "La familia". En: Shapiro, H. L. *Hombre, cultura y sociedad*. México: Fondo de Cultura Económica.

Lévi-Strauss, C. (1991). *Las estructuras elementales del parentesco*. Barcelona: Paidós.

Luciano, M.C. Hayes, S.C. (2001). «Trastorno de evitación experiencial». *Revista Internacional de Psicología Clínica y de la Salud*, 1, págs. 109-157.

Masters, W.H., Johnson, V.E. (1979). *Homosexualidad en perspectiva*. Buenos Aires: Intermédica.

Micronet (1999). *Enciclopedia universal multimedia* (en CD): EUM Micronet, S.A.

Mirabet, A. (1984). *Homosexualidad hoy*. Barcelona: Herder.

Pinel, J. (2001). *Psicobiología*. Madrid: Prentice Hall.

Pueyo, A.A. (1997). *Manual de psicología diferencial*. Madrid: McGraw Hill.

Rawson, P. (1992). *El arte del tantra*. Barcelona: Destino.

Roigé, X. (coord.) (1993). *Perspectivas en el estudio del parentesco y la familia*. Asociación Canaria de Antropología, La Laguna.

Stone, H., S. (1999). *Embracing each other*. San Rafael: New World Library.

Velasco, H.M. (1995). *Lecturas de antropología social y cultural. La cultura y las culturas*. Madrid: Cuadernos de la UNED.

Watts, A. (1994). *La sabiduría de la inseguridad*. Barcelona: Kairós.

Wilson, K.G., Luciano, M.C. (2007). *Terapia de aceptación y compromiso* (ACT). Madrid: Pirámide.

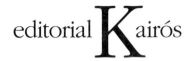

editorial **K**airós

Numancia, 117-121 • 08029 Barcelona • España
tel. 93 494 9490 • e-mail: info@editorialkairos.com

Puede recibir información sobre nuestros libros
y colecciones o hacer comentarios acerca
de nuestras temáticas en:

www.editorialkairos.com